CIMETIÈRES

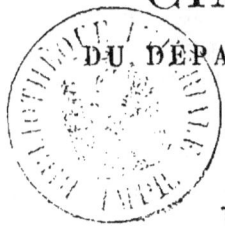

DU DÉPARTEMENT DU NORD,

———

RAPPORT

SUR LEUR SITUATION HYGIÉNIQUE

Communiqué au Conseil central de Salubrité,

DANS SA SÉANCE DU 23 FÉVRIER 1863.

———

Messieurs,

La mission des Conseils de salubrité, déjà si importante à l'époque où ils furent créés, s'est trouvée encore agrandie par suite du décret du 18 décembre 1848. Ces Conseils, en effet, placés auprès de l'autorité administrative départementale comme comités consultatifs, doivent encore, pour se conformer à l'esprit de ce décret, recueillir tous les renseignements qui peuvent éclairer les grandes questions d'hygiène publique qui intéressent leurs localités respectives. Parmi celles-ci, il en est peu qui méritent d'attirer leur attention autant que celles qui se rattachent aux lieux consacrés aux sépultures.

C'est dans cette pensée, Messieurs, que vous avez chargé une Commission composée de MM. Kulhmann, Meurein, Demesmay, Germain, Brigandat et Pilat, rapporteur, d'étudier les cimetières de toutes les communes du département du Nord, tant aux différents points de vue de leur situation par rapport à la commune, de l'espace réservé aux sépultures, du degré de saturation des terres, de l'influence qu'ils peuvent exercer sur l'état hygiénique des populations, qu'à celui des convenances religieuses.

Vous avez jugé qu'avec ces renseignements il vous serait possible de signaler à l'administration les mesures d'assainissement et toutes les améliorations dont un grand nombre d'entr'eux pourraient être susceptibles.

Chargé par la Commission de vous exposer le résultat de ces recherches, nous diviserons notre travail en trois parties : dans la première nous rappellerons succinctement les inconvénients inhérents aux cimetières et à leur trop grande proximité des habitations; dans la deuxième nous exposerons l'état de la législation actuelle à leur égard, et, enfin, dans la troisième nous résumerons les renseignements que les Conseils d'arrondissement et les Commissions cantonales ont bien voulu nous fournir, et nous commencerons l'examen particulier de quelques cimetières de l'arrondissement de Lille, qui demandent soit un déplacement immédiat, soit des améliorations promptement réalisables.

Les matières animales en décomposition donnent naissance, comme vous le savez, à une certaine quantité de gaz, parmi lesquels, outre l'acide carbonique, l'hydrogène carboné et le sulfhydrate d'ammoniaque, il existe un produit particulier, qui a, jusqu'aujourd'hui échappé à l'analyse chimique et qui, sous le nom de miasme, agit puissamment sur l'organisme vivant. Quelle que soit la profondeur des fosses et la compacité du terrain du cimetière, ces gaz ont une tendance naturelle à s'échapper dans l'air, surtout en été, par les fissures qui existent toujours à la surface, par suite de l'affaissement produit par la destruction des cercueils et la décomposition des parties molles des corps inhumés.

La terre qui entoure les fosses en absorbe aussi une certaine quantité, qu'elle tient pour ainsi dire en réserve, et qu'elle laisse échapper quand on vient à la remuer ou bien qu'elle cède à l'eau qui la traverse par filtration, pour gagner la nappe supérieure. Ce dernier fait est prouvé par l'odeur particulière et le goût désagréable qu'acquiert l'eau de certains puits trop rapprochés des cimetières et dans lesquels cette filtration a pu s'effectuer directement, même à travers la brique et le ciment. Il y a dans ces différents faits, comme vous pouvez le voir, Messieurs, des causes réelles d'insalubrité pour les habitants des maisons trop rapprochées des cimetières et pour les paroissiens qui fréquentent les églises situées au centre de ceux-ci, surtout les jours de grande affluence des fidèles. Ajoutons que ce n'est point seulement à la surface des lieux de sépulture et dans la terre qui entoure les fosses que s'accumulent les gaz méphitiques pendant la fermentation putride, on les retrouve aussi dans les caveaux mortuaires qui tendent à se multiplier de nos jours. Là, l'air acquiert des propriétés tellement délétères, qu'il ne peut plus être respiré sans danger pendant quelques minutes. Les observations et les analyses de M. Pellieux sur ces gaz contenus dans les caveaux des différents cimetières de Paris, lui ont offert une proportion d'acide carbonique d'autant plus grande que l'air était recueilli à une plus grande profondeur, mais toujours plus considérable du reste, que celle contenue dans l'air pris aux environs du caveau.[1]

M. Pellieux attribue la présence de ces gaz à trois causes : 1° à la pénétration des émanations des cadavres à travers les fissures des pierres qui forment les compartiments renfermant les corps; 2° à la descente lente et graduelle dans les caveaux de l'air méphitique accumulé à la surface du sol, descente favorisée surtout par un temps lourd et chaud ; 3° à la construction des caveaux sur un sol imprégné ou saturé des gaz provenant des cadavres qui y ont été accumulés auparavant et dont la décomposition s'est faite tardivement. Des faits semblables à ceux

[1] Annales d'hygiène, 1849

de M. Pellieux ont été, d'après M. Tardieu[1] signalés par le docteur Reid, dans les cimetières encombrés de Londres, où quelques heures après qu'une fosse avait été creusée, elle se remplissait d'une quantité d'acide carbonique et de sulfhydrate d'ammoniaque telle qu'il était impossible à un homme d'y descendre et d'y respirer plus de quelques secondes.

C'est dans des circonstances semblables, qu'en 1852, à Paris, trois ouvriers périrent asphyxiés dans un caveau du cimetière de l'Est, envahi par des gaz et de l'eau infectée par l'infiltration de matières cadavériques. Il y aurait donc lieu, pour éviter ces dangers, de faire construire les caveaux mortuaires le plus loin possible des terrains réservés aux inhumations ordinaires, et de prescrire les précautions les plus grandes aux ouvriers appelés à y descendre. Les inconvénients et les dangers que présentent les cimetières quand ils sont au centre des agglomérations d'habitations, peuvent encore être accrus par des circonstances particulières, par la composition et la nature du sol, par des inhumations faites à des époques trop rapprochées, dans le même endroit, par suite de l'insuffisance du cimetière, par la présence enfin, d'un trop grand nombre d'arbres dont les branches touffues gênent la circulation de l'air et son renouvellement à la surface du sol ; car, l'air en pénétrant dans la terre remuée, cède une partie de son oxygène au carbone et à l'hydrogène des corps organisés privés de vie, hâte leur décomposition et devient ainsi que la lumière et un certain degré d'humidité un puissant moyen d'assainissement aussi bien pour nos cimetières que pour nos rues. La profondeur des fosses doit aussi préoccuper les hygiénistes et les administrations chargées de la surveillance des cimetières. S'il est utile de ne point creuser trop profondément les fosses, dans la crainte de retarder la décomposition des corps, en les rendant moins accessibles à l'air, il faut d'un autre côté, éviter les terrains qui par

---

[1] Thèse sur les cimetières et les voiries, 1852.

leur nature rocheuse empêchent de leur donner une profondeur convenable, car les fosses trop superficielles infectent l'atmosphère par suite du dégagement trop facile des miasmes putrides qui se répandent dans tout le voisinage. En pareil cas, il n'est pas prudent de s'arrêter longtemps près des fosses lorsque la fermentation putride s'effectue ou de demeurer à une distance trop rapprochée d'un cimetière, sous peine d'éprouver des accidents plus ou moins graves, et si l'on pouvait douter encore un seul instant de l'existence de ces émanations, on en trouverait la preuve dans la combustion dans l'air qui entoure les tombes, du gaz hydrogène phosphoré, sous forme de feux follets. Les cimetières dans lesquels on rencontre l'eau à moins de deux mètres de profondeur, et dans lesquels les tombes sont submergées, ne peuvent être conservés plus longtemps pour cette destination. L'élévation relative des terrains choisis pour l'établissement des cimetières doit aussi être prise en considération; en général, ils ne devront pas recevoir les eaux de terrains supérieurs, pour les transmettre directement ou après une légère filtration dans des terrains situés en contre-bas, sur lesquels reposeront des habitations. Les matières en décomposition, charriées en plus ou moins grande quantité par ces eaux, deviendraient une cause puissante d'insalubrité qui exigerait le déplacement immédiat du lieu de sépulture. Enfin, il ne faut pas non plus choisir les terrains bas qui, en temps de pluie ou de fonte des neiges, sont submergés par les eaux qui ne trouvent pas d'écoulement. Les administrations des communes doivent donc, Messieurs, se pénétrer de la réalité de pareils faits et chercher par tous les moyens possibles à y soustraire les habitants, sous peine de paralyser les efforts du gouvernement qui se préoccupe très-sérieusement et très activement des améliorations à introduire dans toutes les branches de l'hygiène publique.

L'usage d'enterrer les morts dans des cimetières contigus aux églises et dans les églises mêmes, remonte à une époque fort reculée. La croyance qu'après la mort on reposait plus paisiblement sous les autels et dans les temples, avait surtout contribué à faire rechercher ces lieux de sépultures par les familles des fidèles qui s'étaient distingués pendant leur vie et par tous ceux qui avaient le moyen d'acheter une semblable concession. Cet usage, cependant, ne fut pas sans produire de graves inconvénients par suite de l'encombrement qu'il amena bientôt et du dégagement des gaz fétides auquel donna lieu un si grand nombre de corps en décomposition, accumulés sur un même point ; mais ce ne fut qu'après plusieurs catastrophes et des réclamations incessantes que cet état de choses attira, en **1776**, l'attention du gouvernement et que parut l'ordonnance royale limitant l'inhumation dans les églises à quelques hauts personnages de l'ordre civil et militaire. Cette mesure, tout en apportant une amélioration dans l'état hygiénique des églises, ne modifiait en rien la police des cimetières des grands centres de population : là, l'espace réservé à chaque inhumation devait être nécessairement restreint et les besoins sans cesse renaissants du service obligeaient à rouvrir les fosses à des intervalles très-rapprochés, alors qu'elles renfermaient encore des débris humains imparfaitement décomposés. Tel était le cimetière des Innocents à Paris, qui placé au centre d'un quartier très-populeux, laissait dégager des odeurs tellement pénétrantes qu'il fallut, en 1785, en ordonner la suppression. Mais la terre y était tellement imprégnée de gaz méphitiques, que cette mesure fut insuffisante pour arrêter la propagation des maladies dont il était le foyer, et ce ne fut que vingt ans après, en 1805, lorsqu'on eut transféré tous les ossements dans les catacombes et assaini le terrain, que la santé publique s'améliora.

A cette époque, les dispositions précitées de l'ordonnance de **1776**, furent complétées par le décret du **23** prairial an XII, encore en vigueur aujourd'hui, bien qu'insuffisant sous certains rapports.

L'article premier de ce décret porte qu'aucune inhumation ne peut avoir lieu dans les églises, temples, synagogues, hôpitaux, etc., ni dans l'enceinte des villes et bourgs. Les cimetières qui ne sont pas dans les limites prescrites par cet article, peuvent par conséquent être supprimés, surtout s'ils se trouvent près ou autour des églises, comme cela a lieu dans la plupart des communes du département du Nord. Le décret trace ensuite les règles que l'on doit observer dans l'établissement des nouveaux cimetières. Ils doivent être placés à 35 ou 40 mètres des limites de l'agglomération de la commune, être entourés de murs de deux mètres au moins d'élévation et avoir une étendue telle qu'il y ait au moins cinq fois plus d'espace qu'il n'en faut pour y déposer le nombre présumé de morts d'une année. On doit, autant que possible, choisir les terrains exposés au nord. Quoique le décret ait établi que les tombes seront ouvertes après cinq ans, votre Commission pense que ce délai, qui pourra trouver sa raison d'être dans certains terrains où la décomposition des corps s'effectue très-rapidement, est de beaucoup trop restreint, surtout pour la plupart des cimetières du Nord, dont le sol argileux retarde considérablement la marche ordinaire de la putréfaction. L'opinion des auteurs est, du reste, très-variable au sujet du temps nécessaire à cette décomposition, et cette dissidence semble surtout dépendre des conditions différentes dans lesquelles peuvent se trouver les corps déposés dans la terre. Vous avez eu, il y a quelques années, à l'occasion de la construction d'un hôpital sur l'ancien cimetière de Roubaix, une preuve du temps que mettent les corps à se décomposer dans la terre compacte et argileuse, puisqu'après sept ans révolus cette décomposition était loin d'être complète pour certains corps, et des fouilles pratiquées dans la partie supérieure du cimetière ont montré des cadavres non décomposés et répandant une odeur infecte. A Paris, l'exhumation des morts de juillet enterrés au cimetière des Innocents, faite dix ans après, fit voir des cadavres offrant des portions passées à l'état de gras de cadavre par suite de l'état de saturation du terrain. Les renseignements qu'il serait facile de se procurer pour d'autres localités, contribueraient à démontrer surabondamment que dans certains cimetières la réouverture des fosses ne devrait se faire qu'à des intervalles plus éloignés que ceux indiqués et prescrits par le décret du 23 prairial. Vos commissaires pensent que des modifications dans ce sens pourraient, suivant les cas, être utilement apportés au régime des inhumations.

D'autres précautions sont aussi prescrites relativement à la profondeur et à la distance des fosses les unes des autres et à la police des cimetières. Chaque inhumation, dit l'article 4, aura lieu dans une fosse séparée, de 1 mètre 5 décimètres à 2 mètres de profondeur sur 8 décimètres de largeur; l'espace laissé entre chaque fosse sera de 3 à 4 décimètres sur les côtés et de 3 à 5 à la tête et aux pieds. Des charges fondées sur des considérations hygiéniques et sur le calme qui doit régner dans les lieux de repos des morts, sont également imposées aux propriétaires voisins des cimetières transférés hors des communes. Ainsi, nul ne peut, sous aucun prétexte, élever une habitation ou creuser un puits à moins de 100 mètres; les bâtiments construits dans ce rayon lors de l'ouverture du cimetière ne peuvent être restaurés ni agrandis, et les puits existants peuvent être comblés, après visite contradictoire d'experts, en vertu d'un arrêté du préfet, sur la demande de l'administration locale.

Ces différentes restrictions au droit de propriété sont, comme il est facile de le voir, de véritables servitudes dont sont grevés les terrains voisins des lieux de sépultures. A cette occasion, nous ferons remarquer qu'il existe une espèce de contradiction entre les dispositions du décret du 7 mars 1808 et l'art. 2 du décret du 23 prairial an XII, et il nous paraît peu rationnel que la loi exige une autorisation spéciale pour bâtir à moins de 100 mètres d'un cimetière, alors qu'elle permet d'établir ceux-ci à 35 ou 40 mètres des agglomérations d'habitations. Cette dernière distance est insuffisante à un autre point de vue que celui de la salubrité. Dans les communes importantes, par exemple, qui tendent à se développer, il sera toujours préférable de reporter le cimetière même au-delà de 100 mètres, afin de ne point entraver l'extension de la commune dans cette direction ; cela sera d'ailleurs facile toutes les fois que le cimetière pourra être placé près d'un chemin pavé.

Il faut observer, toutefois, que ces dispositions du décret, relatives aux constructions nouvelles, ne s'appliquent qu'aux cimetières transférés hors des communes et non à ceux qui sont situés dans leur intérieur ; dans ce cas elles ne pourraient être exigées sans causer de grands préjudices aux propriétés voisines.

Le décret du 23 prairial consacre aussi le droit qu'a chaque citoyen d'obtenir, lorsque l'étendue du cimetière le permet, une concession de terrain pour y fonder sa sépulture et celle de sa famille ou de se faire enterrer sur sa propriété, pourvu qu'elle soit à la distance de 35 mètres au moins des villes, bourgs, etc.

Les articles 8 et 9 disent que les cimetières fermés ou abandonnés ne serviront à aucun usage pendant les cinq ans qui suivent la fermeture, et qu'après cette période ils pourront être ensemencés en herbes et plantés sans qu'on puisse y faire ni fouilles ni fondations pour bâtiments, jusqu'à ce qu'il en soit autrement ordonné.

Le décret que nous citons est moins explicite que la loi de 1791, qui avait fixé à dix ans, à partir des dernières inhumations, le temps pendant lequel les cimetières ne pouvaient pas être mis dans le commerce. Ce défaut de précision dans les termes du décret indique que l'administration a voulu se réserver le droit de prolonger ou d'abréger la défense des grandes fouilles, suivant la marche plus ou moins rapide de la décomposition cadavérique dans les différents terrains. N'oublions pas que le décret précité, en interdisant pendant un certain temps le remuement des terres dans les cimetières, a eu aussi en vue non seulement les intérêts de la salubrité publique, mais encore le respect dû au séjour des morts et le sentiment religieux des populations qui ont vu y déposer récemment leurs parents. Les terrains, saturés de matières animales décomposées, laissent s'échapper d'ailleurs, pendant longtemps encore après ce terme, si l'on vient à les remuer, des miasmes qui se répandent dans les habitations élevées sur ces terrains trop promptement abandonnés. Ces gaz filtrent même à travers les murs et pénètrent dans les caves, où on les a vu produire des accidents.

Telles sont les principales dispositions du décret de 1808 et de celui du 23 prairial an XII. Ce que nous devons faire ressortir ici, ce n'est pas seulement leur insuffisance, mais encore et surtout leur inobservation, comme cela résulte de l'examen de notre relevé; ainsi, par exemple, pour ce qui concerne la distance à exiger entre le cimetière et les constructions nouvelles, nous voyons que dans beaucoup de communes, et à Lille entre autres, on a souvent laissé construire imprudemment à quelques mètres seulement du lieu de sépulture, bien que le terrain ne manquât pas. En agissant ainsi, on expose, d'un côté, les habitants à l'action des émanations infectes, et de l'autre on impose à la commune de grands sacrifices dans le cas où, par suite d'insuffisance, l'agrandissement du cimetière peut devenir urgent.

Il nous reste, pour terminer, à ajouter quelques mots sur certaines conditions particulières à l'installation des cimetières et dont l'observation peut contribuer puissamment à leur salubrité.

Toutes les fois qu'un cimetière devra être situé dans une plaine le plus loin possible des habitations, on placera, si faire se peut, un massif d'arbres entre lui et ces dernières, à l'effet de favoriser la décomposition des gaz provenant de la putréfaction des corps qui, par un vent contraire, pourraient se répandre dans la commune.

La nature du sol devra aussi être étudiée soigneusement; plus le terrain sera humide et perméable, plus la décomposition sera prompte; plus il sera sec et compacte, plus elle sera retardée. Il en résulte, d'après ce que nous avons dit plus haut, qu'un cimetière qui sera dans ces dernières conditions devra présenter une surface plus étendue que ne le comporte l'article 6 du décret de prairial, afin que la décomposition des corps puisse être complètement accomplie au moment de la réouverture des fosses pour de nouvelles inhumations. Il faudra aussi, d'un côté, que la nature du sol permette de donner aux fosses leur profondeur réglementaire, sous peine de favoriser, en les creusant trop superficiellement, un dégagement de gaz plus considérable que celui qui a lieu ordinairement, et, de l'autre, que la nappe d'eau supérieure ne soit pas trop rapprochée de la surface, car alors l'eau envahissant les tombes retarderait sensiblement la décomposition putride en transformant les corps en gras de cadavres. Les terrains bas qui ne laissent pas écouler les eaux qui s'y accumulent en temps de pluie devront être frappés de proscription.

Pour les plantations d'arbres qu'on y fera, on devra suivre certaines règles : des arbres trop nombreux, trop rapprochés, seront nuisibles ; des arbres, au contraire, bien espacés, droits et élancés seront un excellent moyen d'assainissement, ils absorberont les produits de la décomposition des corps et le gaz acide carbonique par leurs racines et leurs feuilles ; ils favoriseront l'action des vents et concourront à dessécher le sol trop humide. Pour les cimetières situés à une certaine distance des communes, mieux vaudra pour clôture des haies vives que des murs, la dissémination des gaz s'opèrera plus facilement.

Telles sont, Messieurs, les principales conditions qui doivent décider du choix de l'emplacement d'un cimetière. Le jour où toutes les administrations municipales du département seront en mesure d'y satisfaire, l'hygiène publique aura fait un grand pas. Mais la mauvaise situation hygiénique d'un grand nombre de cimetières ne permet pas d'attendre le bon vouloir des communes, il existe un décret trop longtemps éludé qui règle les dispositions à observer, il est urgent que l'administration supérieure rappelle à leur exécution les intéressés. Cette nécessité ressorte de l'examen des tableaux que nous avons joints à ce travail.

NOMS DES COMMUNES.	Situation du cimetière relativement à la commune.	Orientation de ceux situés en dehors.	Massifs d'arbres ou cours d'eau entre lui et la commune.	Clôture en murs ou en haies.	S'il sert de passage public.	Humidité ou sécheresse du sol.
						CANTON DK
Aibes.	En dehors.	N.	Non.	Arbres, murs.	Non.	Sec.
Beaurieux.	Au centre.	»	Id.	Murs et haies.	Id.	Sec. au S, h. au
Berelles.	Id.	»	Id.	Haies et murs.	Id.	Sec.
Bousignies.	Id.	»	Id.	Arbres, murs.	Id.	Id.
Choisies.	Id.	»	Id.	Haies vives.	Id.	Id.
Clerfayts.	Id.	•	Id.	Id.	Id.	Humide.
Cousolre.	Id.	»	Id.	Murs, arbres.	Oui.	Sec.
Dimechaux.	En dehors.	S-O.	Id.	Murs.	Non.	Id.
Dimont.	Au centre.	»	Id.	Id.	Ip.	Id.
Eccles.	En dehors.	»	Id.	Murs, haies v.	Id.	Id.
Hertrud.	Id.	N.	Id.	Murs.	Id.	Un peu hum
Lez-Fontaine.	Au centre.	»	Id.	Id.	Id.	Sec.
Liessies.	Id	»	Id.	Id.	Id.	Humide.
Sars-Poteries.	En dehors.	N-E.	Id.	Haies vives.	Id.	Sec.
Solre-le-Château.	Id.	N.	Cours d'eau.	Arb. et haies v.	Id.	Id.
Solrinnes.	Au centre.	»	Non.	Murs et haies.	Id.	Humide.
						CANTO
Amfroipret.	Au centre.	»	Non.	Murs.	Non.	Sec.
Bavai.	En dehors.	»	Id.	Haies.	Id.	Id.
Bellignies.	Id.	O	Id.	Murs.	Id.	Id.
Bettrechies.	Au centre.	»	Id.	Id.	Oui.	Id.
Feignies.	Id.	»	Id.	Id.	Non.	Humide.
Gussignies.	Id.	»	Id.	Murs, arbres.	Id.	Sec.
Hon-Hergies.	Id.	»	Id.	Murs.	Oui.	Id.
Houdain.	Id.	»	Id.	Id.	Non.	Id.
La Flamengrie.	Id.	»	Id.	Murs, arbres.	Id.	Id.
La Longueville.	Id.	»	Id.	Murs.	Oui.	H. au N, sec
Louvignies-Bavai.	Id.	»	Id.	Id.	Non.	Sec.
Mecquignies.	En dehors.	N.	Id.	Haies vives.	Oui.	Id.
Neuf-Mesnil.	Au centre.	»	Id.	Murs.	Non.	Id.
Obies.	Id.	»	Id.	Id.	Id.	Id.
Saint-Wast.	Id.	»	Id.	Murs, haies.	Id.	Humide
Taisnières-sur-Hon.	Id.	»	Arbres.	Arbres et murs	Id.	Id.

esnes.

osition sol.	Degré d'élévation relativement aux terrains voisins.	SUPERFICIE.			Population.	Moyenne de la mortalité annuelle.	Observation des prescriptions du décret de prairial an XII.	OBSERVATIONS.
		H.	A.	C.				
LE-CHATEAU.								
ire.	Plus élevé.	7	»		344	7	Oui.	
jeux.	Plus bas au nord.	6	75		305	5	Id.	
aux.	Plus élevé.	5	»		194	5	Id.	
ire.	Au niveau.	4	»		680	13	Id.	Pourrait être insuf-
oux.	Plus élevé.	1	50		96	2	Id.	fisant en cas d'é-
·	Id.	17	50		405	7	Id.	pidémie.
ire.	Id.	27	»		1,912	42	Id.	
oux.	Id.	5	90		272	6	Id.	
teux.	Id.	10	»		449	8	Id.	
iire.	Plus élevé au nord.	4	50		188	3	Id.	
oux.	Au niveau.	8	»		503	7	Id.	
·	Plus élevé.	6	»		368	10	Id.	
·	Au niveau.	20	»		1,500	29	Id.	
·	Id.	30	55		1,392	30	Id.	
ire.	Id.	59	70		3,001	60	Id.	
eux	Plus élevé.	2	»		211	3	Id.	
AVAI.								
eux.	Plus élevé.	»	»		767	5	Oui	
..	Plus élevé d'un côté.	30	»		1,644	43	Id.	
·	Plus élevé.	12	»		873	16	Id.	
·	Id.	10	»		335	6	In.	
·	Id	14	46		1,800	34	Id.	
nire.	Id.	»	»		471	12	Id.	
onneux.	Id.	15	»		1,081	22	Non.	
eux.	Id.	5	»		904	20	Oui.	Pourrait être insuf-
"	Id.	6	»		340	5	Non.	fisant en cas d'é-
..	Id.	15	»		1,246	18	Oui.	pidémie.
onneux	Au niveau.	5	»		804	15	Id.	
leux.	Plus élevé.	22	»		984	19	Id.	
.	Id	8	»		465	15	Id.	
..	Id.	10	»		1,152	22	Id.	
.	Id.	7	95		676	12	Non.	Lors de l'ouverture des
..	Un peu plus élevé.	30	»		1,249	27	Id.	fosses, l'eau envahit les cavités creusées.

NOMS DES COMMUNES.	Situation du cimetière relativement à la commune.	Orientation de ceux situés en dehors.	Massifs d'arbres ou cours d'eau entre lui et la commune.	Clôture en murs ou en haies.	S'il sert de passage public.	Humidité ou sécheresse du sol.
						SUITE DU CANTO
Berlaimont.	En dehors.	S-O.	Arbres.	Haies vives.	Non.	Sec.
Boussières.	Au centre.	»	Non.	Id.	Id.	Id.
Ecuelin.	Id,	»	Id.	Murs.	Id.	Humide.
Hargnies.	Id.	»	Id.	Id.	Id.	Sec.
Leval.	Id	»	Id.	Id.	Id.	Humide.
Monceau-St-Waast.	Id.	»	Id.	Id.	Id.	Id.
Noyelles.	En dehors,	N-E.	Cours d'eau.	Id.	Id.	Assez hum
Pont-sur-Sambre.	Id.	»	Non.	Id	Id	Sec.
St-Remy-Chaussée	Au centre.	»	Id.	Id.	Id.	Id.
Sassegnies.	Id.	»	Id.	Id.	Id.	Id.
Vieux-Mesnil.	Id.	»	Id.	Haies vives.	Id.	Id.
						CANTO
Avesnelles.	En dehors.	S-E.	Non.	Haies vives.	Non.	Humide
Avesnes.	Id.	N.	Cours d'eau.	Murs, haies v.	Id.	Sec.
Bas-Lieu.	Id.	S.	(Voir Avesnes.)		»	»
Beaurepaire.	Au centre.	»	Non.	Haies vives.	Oui.	Sec.
Beugnies.	Id.	»	Id.	Murs, haies v.	Non.	Id.
Boulogne.	Id.	»	Id.	Arbres, murs.	Id.	Id.
Cartignies.	Id.	»	Id.	Murs	Id.	Id.
Dompierre	En dehors.	N-E.	Id.	Haies vives.	Id.	Peu humid.
Dourlers.	Au centre.	»	Id.	Murs.	15.	'
Etrœungt.	En dehors.	E.	Arbres.	Haies vives.	Id.	Sec.
Felleries.	Id.	O.	Ruisseau.	Id.	Id.	Id.
Flaumont.	Au centre.	»	Non.	Murs.	Id.	Id.
Floursies.	Id.	»	Id.	Id.	Id.	Id.
Floyon.	Id.	»	Id.	Id.	Id.	Id.
Grand-Fayt.	Id.	»	Id.	Murs, arbres.	Id.	Id.
Haut-Lieu.			Point de cimetière , les enterrements ont lieu dam			
Jolimetz.	Au centre.	»	Non.	Murs, haies.	Non.	Humide.
Larouillies.	Id.	»	»	Arbres, haies.	Id.	Sec.
Marbaix.	Id.	»	Non.	Murs.	Id.	Id.
Petit-Fayt.	Id.	»	Id.	Id.	Oui.	Humide.
Ramousies.	Id.	»	Id.	Id.	Non	Sec.
Sains.	En dehors.	»	Haies vives.	Haies vives.	Id.	Assez sec.
Saint-Aubin.	Id.	»	Non.	Arbres, murs.	Id.	Sec.
Saint-Hilaire.	Id.	N.	Id.	Murs.	Id.	Id.
Sepmeries.	Au centre.	»	Id.	Id.	Id.	Id.
Semousies.	Id.	»	Id.	Id.	Id.	Id.
Taisnières-en-Thiér	Id.	»	Id.	Id.	Id.	Assez sec.
						CANTO
Anor. .	En dehors.	N.	Non.	Murs.	Non.	Un peu humn
Baives.	Au centre.	»	Id.	Id.	Id.	Sec.
Eppe-Sauvage.	En dehors.	N-E.	Rivière.	Murs, haies v.	Id.	Humide.

omposition du sol.	Degré d'élévation relativement aux terrains voisins.	SUPERFICIE.			Population.	Moyenne de la mortalité annuelle.	Observation des prescriptions du décret de prairial an XII.	OBSERVATIONS.
		H.	A.	C.				
BERLAIMONT.								
gileux.	Plus élevé.	45	»		2,619	30	Oui.	
Id.	Id.	3	»		300	8	Id.	
Id.	Id.	20	»		154	3	Id.	
Id.	Id.	5	»		545	10	Id.	
Id.	Au niveau.	4	»		649	10	Id.	
Id.	Plus bas S-E, plus haut N-O	11	98		665	13	Id.	
Id.	Plus élevé.	5	»		473	8	Id.	
»	Id.	20	30		1,438	35	Id.	
rgileux.	Id.	60	77		740	12	Id.	
Id.	Plus élevé au nord.	8	50		438	8	Id.	
Id.	Au niveau.	10	»		423	12	Id.	
AVESNES.								
alcaire	Au niveau.	27	55		1,333	30	Oui.	
rgileux.	Plus élevé.	49	20		4,326	95	Id.	
»	»	»			»	»	»	
rgileux.	Plus élevé.	20	»		558	8	Id.	
alcaire.	Id.	10	»		559	10	Id.	
rgileux.	Id.	21	41		446	8	Id.	
Id.	Id.	17	»		1,913	31	Non.	
Id.	Un peu plus élevé.	42	»		1,005	19	Oui.	
Id	Au niveau.	10	»		960	16	Id.	
Id.	Plus élevé.	50	»		2,306	45	Id.	
Id.	Id.	15	54		1,723	35	Id.	
Id.	Id.	7	22		388	6	Id.	
alcaire.	Id.	7	60		248	5	Id.	
Id.	Id.	6	»		1,453	30	Id.	Pourrait être insuffisant en cas d'épidémie.
	Id.							
rgilenx.		15	»		596	10	Non.	Pour l'espace laissé entre les fosses.
cimetière d'Avesnes.					406	»	»	
rgileux.	Plus élevé.	20	»		962	13	Oui.	
Marneux.	Id.	12	65		523	10	Id.	
alcaire	Id.	12	»		898	20	Id.	
rgileux	Au niveau.	10	55		435	9	Id.	
Id	Plus élevé.	14	»		511	16	Id.	
Id.	Au niveau.	34	30		1,653	25	Id.	
ablonneux.	Id.	11	90		538	10	Id.	
alcaire.	Plus élevé.	19	60		900	15	Id.	
rgileux.	Id.	6	70		782	12	Id.	
Id.	Id.	3	»		316	5	Id.	
Id.	Id.	9	90		853	20	Id.	
E TRÉLON.								
rgileux.	Au niveau.	20	85		2,925	50	Oui.	
alcaire.	Plus élevé.				283	4	Non.	Point de règle fixe pour l'espace à laisser entre les fosses.
rgileux.	Un peu plus élevé.	5			772	10	Id.	

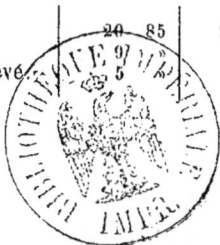

NOMS DES COMMUNES.	Situation du cimetière relativement à la commune.	Orientation de ceux situés en dehors.	Massifs d'arbres ou cours d'eau entre lui et la commune.	Clôture en murs ou en haies.	S'il sert de passage public.	Humidité ou sécheresses du sol.

NOMS DES COMMUNES.	Situation	Orientation	Massifs	Clôture	Passage	Humidité
Féron.	Au centre.	»	Non.	Murs.	Non.	Sec.
Fourmies.	En dehors.	S-E.	Id.	Haies vives.	Id.	Assez sec.
Glageon.	Id.	N.	Id.	Murs.	Id.	Humide.
Moustier.	Id.	»	Id.	Haies vives.	Id.	Sec.
Ohain.	Id.	N.	Id.	Murs.	Id	Peu sec.
Rainsart.	Au centre.	»	Id.	Id.	Oui.	Id.
Trélon.	En dehors.	N-E.	Id.	Id.	Non.	Assez sec.
Wallers.	Au centre.	»	Id.	Id.	Id.	Sec.
Wignehies.	En dehors.	»	quelq. arbres	Haies vives.	Id.	Id.

NOMS DES COMMUNES.	Situation	Orientation	Massifs	Clôture	Passage	Humidité
Assevent.	En dehors.	E.	Non.	Murs.	Non.	Humide.
Beaufort	Au centre.	»	Id.	Id.	Id.	Sec.
Bersillies.	En dehors.	N-O.	Arbres.	Murs, arbres.	Id.	Id.
Bettignies.	Id.	»	Non.	Murs.	Id.	Id.
Boussois.	Au centre.	»	Id.	Id.	Id.	Id.
Cerfontaine.	En dehors.	N.	Id.	Id.	Id.	Id.
Colleret.	Au centre.	»	Id.	Id.	Id.	Id.
Damousies.	Id.	»	Id.	Id.	Id.	Id.
Éclaibes,	Id.	»	Id.	Murs, haies.	Id.	Id.
Elesmes.	Id.	»	Id.	Murs.	Id.	Assez sec.
Ferrière-la-Grande	Id.	»	Id.	Id.	Id.	Sec.
Ferrière-la-Petite	En dehors	S	Cours d'eau.	Murs, haies.	Id.	Id.
Gognies-Chaussée.	Au centre.	»	Non.	Murs.	Oui.	Id.
Hautmont.	En dehors.	N.	Id.	Haies vives.	Non.	Id.
Jeumont.	Au centre.	»	Id.	Murs.	Id.	Id.
Limont-Fontaine.	Id.	»	Id.	Id.	Id.	Id.
Louvroil.	Id.	»	Id.	Haies vives.	Id.	Drainé, sec. »
Mairieux.	Id.	»	Id.	Murs.	Id.	Sec.
Marpent.	Id.	»	Id.	Id.	Id.	Id.
Maubeuge.	En dehors.	N.	Id.	Haies, arbres.	Id.	Humide.
Obrechies.	Au centre.	»	Id.	Murs.	Id.	Sec.
Quievelon.	En dehors.	N.	Id.	Murs, haies.	Id.	Id.
Recquignies.	Id.	N.	Id.	Murs, arbres.	Id.	Id.
Rocq.	Au centre.	»	Id.	Murs.	Id.	Id.
Rousies.	Id.	»	Id.	Id.	Id.	Id.
St.-Remy-Mal-Bâti	Id.	»	Id.	Id.	Id.	Id.
Vieux-Reng.	En dehors.	N.	Cours d'eau.	Id.	Id.	Id.
Villers-Sir-Nicole.	Au centre.	»	Non.	Id.	Oui.	Id.
Wattignies.	Id.	»	Id	Id.	Non.	Humide.

mposition du sol.	Degré d'élévation relativement aux terrains voisins.	SUPERFICIE. H.	A.	C.	Population.	Moyenne de la mortalité annuelle.	Observation des prescriptions du décret de prairial an XII.	OBSERVATIONS.
TRÉLON.								
gileux.	Plus bas au nord.	9	»		655	20	Oui.	
Id.	Plus élevé.	63	67		5,357	110	Id.	
Id.	Au niveau.	11	«		1,497	28	Id.	
»	Plus élevé.	4	»		275	8	Id.	
gileux.	Un peu plus élevé.	30	»		1,126	23	Id.	
»	Plus élevé.	9	»		264	3	Id.	
gileux.	Au niveau.	25	»		2,435	38	Id.	
lcaire.	Plus élevé.	9	»		462	8	Id.	
gileux.	Au niveau.	28	»		2,256	40	Id.	
MAUBEUGE.								
lcaire.	Au niveau.	5	»		157	3	Oui.	
gileux.	Plus élevé.	14	75		1,320	22	Id.	
Id.	Id.	13	85		186	2	Id.	
Id.	Id.	4	»		186	2	Id.	
Id.	Id.	10	35		529	12	Id.	
Id.	Id.	3	»		425	14	Id.	Peut être insuffisant.
Id.	Id.	15	»		1,156	20	Id.	
gil.etcalc.	Id.	11	05		304	6	Id.	Trop peu de profondeur des fosses.
gileux.	Id.	8	10		332	6	Id.	
Id.	Id.	7	»		513	7	Id.	
lcaire.	Id.	9	58		2,046	40	Id.	Insuffisant.
gileux.	Id.	11	60		836	15	Id.	
»	»	»			»	»	»	
gileux.	Plus bas.	31	20		3,335	64	Id.	
lcaire.	Plus élevé.	8	»		1,731	31	Id.	
gil.etcalc.	Id.	4	85		589	8	Id.	
gileux.	Au niveau.	25	»		»	»	»	
Id.	Plus élevé.	9	45		503	10	Id.	
Id.	Plus élevé en partie.	8	40		700	13	Id.	
Id.	Plus élevé.	1	96	30	10,557	210	Id.	
lcaire.	Id.	18	»		297	4	Id.	
gileux.	Id.	10	20		268	5	Id.	
Id.	Id.	16 a 35 c pour 2 paroisses.			914	14	Id.	
Id.	Id.	8	»		537	10	Id.	
lcaire.	Au niveau.	7	»		535	12	Id.	
gileux.	Plus élevé.	14	85		928	18	Non.	A cause du peu d'étendue de terrain.
Id.	Id.	12	60		1,290	30	»	
Id.	Un peu plus élevé.	5	10		244	4	Non.	Les fosses pèchent par leur peu de profondeur.

NOMS DES COMMUNES.	Situation du cimetière relativement à la commune.	Orientation de ceux situés en dehors.	Massifs d'arbres ou cours d'eau entre lui et la commune.	Clôture en murs ou en haies.	S'il sert de passage public.	Humidité ou sécheresse du sol.
						CANTON D
Awoingt.	En dehors.	»	Un filet d'eau.	Haies vives.	Non.	Sec.
Cagnoncles.	Au centre.	»	Non.	Arbres, murs.	Id.	Id.
Cambrai.	En dehors.	»	Plantation.	Haies vives.	Id.	Id.
Cauroir.	Id.	N-E.	Non.	Id.	Id.	Id.
Escaudœuvres.	Au centre.	»	Id.	Murs.	Id.	Très-sec.
Estrœux	A l'extrém.	»	Id.	Murs, haies v.	Id.	Id.
Ewars.	En dehors.	E.	quelq. arbres.	Id.	Id.	Un peu hum
Forenville	Contigu.	S.	»	Haies vives.	Id.	Sec.
Iwuy.	En dehors.	»	»	Haies, arbres.	Id.	Id.
Naves.	Au centre.	»	Non.	Murs.	Id.	Id.
Niergnies.	Id.	»	Id.	Id.	Id.	Humide.
Rumillies.	En dehors.	E.	Id.	Murs, haies.	Id.	Sec.
Thun-Lévêque.	Au centre.	»	«	Murs, haies v.	Id.	Id.
Thun-Saint-Martin	Id.	»	»	Haies vives.	Id.	Assez hum
						CANTON D
Abancourt.	Au centre	»	Non.	Arbres, murs.	Non.	Sec.
Aubencheul-au-Bac	En dehors.	N-E.	Id.	Murs.	Id.	Id.
Bantigny.	Au centre.	»	»	Murs, haies v.	Id.	Id.
Blécourt.	Id.	»	»	Murs.	Id.	Id.
Cambrai.	Près le glacis.	N O.	Arbres.	Haies vives.	Id.	Très-sec.
Cuvillers.	Au centre, mais isolé.	»	Non.	Murs.	Id.	Sec.
Fontaine-N.-Dame.	A l'extrém.	S-E.	Id.	Id.	Id.	Id.
Fressies.	En dehors.	E.	Id.	Haies v., arb.	Id.	Id.
Haynecourt.	Au centre.	»	Id.	Murs.	Id.	Id.
Hem-Lenglet.	En dehors.	N.	Id.	Id.	Id.	Id.
Morenchies.				Pas de cimetière, les inhumatioo		
Neuville-St.-Remy.	En dehors, à l'extrém.	»	Bois.	Id.	Non.	Sec.
Paillencourt.	En dehors.	E.	Non.	Murs, arbres.	Id.	Id.
Proville.	Id.	»	Id.	Arbres, haies.	Id.	Assez sec.
Raillencourt.	Id.	S.	Id.	Haies vives.	Id.	Sec.
Sailly.	Id.	N-E.	Id.	Non.	Id.	Id.
Sancourt.	Au centre.	»	Id.	Murs et haies.	Id.	Id.
Tilloy.	En dehors.	S-O.	Arbres.	Murs.	Id.	Id.
						CANTON D
Saint-Aubert.	En dehors.	S.	Non.	Murs.	Non.	Sec.
Avesnes lez-Aubers	Id.	E.	Id.	Haies vives.	Id.	Un peu hu
Beauvois.	S. la limite.	O.	Id.	Id.	Id.	Sec.
Béthencourt.	En dehors.	N.	Id.	Id.	Id.	Très-sec.
Bevillers.	Au centre.	»	Id.	Murs.	Id.	Sec.

Composition du sol.	Degré d'élévation relativement aux terrains voisins.	SUPERFICIE.			Population.	Moyenne de la mortalité annuelle.	Observation des prescriptions du décret de prairial an XII.	OBSERVATIONS.
		H.	A.	C.				
CAMBRAI-EST.								
r.	Au-dessus du niveau du sol.	4	»		524	15	Oui.	
alcaire.	Plus élevé d'un mètre.	8	»		861	14	Id.	
rgileux.	Au niveau.	57	52		9,117	273	»	Espace laissé entre
lcaire.	Id.	18	17		670	20	»	les fosses : 0,30 c.
rgilo-calc.	Plus élevé.	12	»		1,770	33	Oui.	
lcaire.	Id.	7	55		582	12	Id.	
Id.	Un peu plus élevé.	7	28		489	10	Id.	
rgileux.	Plus élevé.	21	95		67	15		Y compris ceux de
lcaire.	Au niveau.	48	»		3.770	100	Oui.	Forenville.
Id.	Plus élevé.	8	50		876	27	Id.	
rgileux.	Au niveau.	9	»		575	10	Id.	
Id.	Plus élevé.	14	10		526	12	Id.	
Id.	Id.	14	»		824	15	Id.	
Id.	Un peu plus élevé.	12	22		867	20	Id.	
CAMBRAI-OUEST.								
rgileux.	Plus élevé.	9	52		606	14	Oui	
Id.	Id.	»			492	13	Id.	
Id.	Id.	3	30		511	6	Id.	
Id.	Id.	7	»		417	5	Id.	
lcaire.	Au niveau.	96	52		12,167	362		0,30 c. entre cha-
rgileux.	Plus élevé.	3	80		38	6	Non.	que fosse.
alcaire.	Id.	12	75		1,915	50	Oui.	
rgileux.	Au niveau.	15	»		727	18	Id.	
Id.	Plus élevé.	9	»		476	11	Id.	
Id.	Au niveau.	7	»		734	15	Id.	
a lieu à Neuville-Saint-Remy.					123	»		
rgileux.	Plus élevé.	53	19		1,007	30	Id.	
alcaire.	Id.	13	»		1,274	28	Id.	
rgileux.	Id.	17	75		509	»	Id.	
Id.	Au niveau.	17	73		1,052	32	Id.	
Id.	Plus élevé de 2 mètres que la route.	16	78		540	12	Id.	
Id.	Plus élevé que les terrains voisins.	8	98		452	10	Id.	
Id.	Plus élevé.	»			390	8	Id.	
ARNIÈRES.								
rgileux.	Plus élevé.	23	63		2,516	50	Oui.	
Id.	Au niveau.	17	25		3,228	100	Id.	Peut être insuffi-
Id.	Id.	10	90		1,307	25	Id.	sant en cas d'épi-
Id.	Plus élevé.	22	»		1,400	23	Id.	démie meurtrière.
rgilo-calc.	Id.	6	58		1,161	25	Id.	Id. si l'église est dans le cimetière.

NOMS DES COMMUNES.	Situation du cimetière relativement à la commune.	Orientation de ceux situés en dehors.	Massifs d'arbres ou cours d'eau entre lui et la commune.	Clôture en murs ou en haies.	S'il sert de passage public.	Humidité ou sécheresse du sol.
						SUITE DU CANTON
Boussières.	A l'extrém.	N.	Non.	Murs.	Non.	Sec.
Carnières.	En dehors.	N.	Id.	Id.	Id.	Id.
Cattenières.	Au centre.	»	Id.	Id.	Id.	Id.
Estourmel.	En dehors.	»	Id.	Id.	Id.	Id.
Fontaine-au-Pire.	Au centre.	»	»	Id.	Id.	Peu humide
Saint-Hilaire.	Id.	»	Non.	Non.	Oui.	Sec.
Quiévy.	En dehors.	S-E.	Id.	Haies vives.	Non.	Id.
Rieux.	Id.	N.	Id.	Id.	Id.	Id.
Seranvillers.	Id.	»	Id.	Id.	Id.	Id
Villers-en-Cauchies	Au centre.	»	Id.	Haies v., murs	Id.	Assez sec.
Wambaix.	A l'extrém.	»	Id.	Murs.	Id.	Sec.
						CANTON DU
Basuel.	Au centre	»	Non.	Murs, haies v.	Non.	Sec.
Beaumont.	En dehors.	S.	Id.	Murs.	Id.	Id.
Saint-Benin.	Id.	»	Id.	Haies vives.	Id.	Id.
Le Câteau.	Id.	»	Id.	Murs, haies v.	Id.	Id.
Catillon.	Id.	S.	Id.	Haies vives.	Id.	Id.
Honnechy.	Au centre.	»	Id.	Murs.	Id.	Id.
Inchy.	En dehors.	E.	Id.	Id.	Id.	Id.
La Groise.	Id.	N-E.	Cours d'eau.	Haies vives.	Id.	Humide.
Mauroy.	Au centre,	»	Non.	Murs.	Id.	Sec.
Mazinghien.	En dehors.	»	Id.	Arbres.	Id.	Id.
Montay.	Au centre.	•	Id.	Murs.	Id.	Id.
Neuville.	Id.	»	Id.	Id.	Id.	Très-sec.
Ors.	Id.	»	Id.	Id.	Id.	Peu sec.
Pommereuil.	En dehors.	N.	Id.	Haies vives.	Id.	Humide.
Reumont.	Id.	O.	Id.	Murs, haies v.	Id.	Sec.
Saint-Souplet.	Doit être transféré en dehors.			Haies vives.	Id.	Id.
Troisvilles.	Au centre.	»	Non.	Murs et bâtim.	Id.	Humide.
						CANTON DE
Audencourt.	En dehors.	N.	Non.	Haies vives.	Non.	Sec.
Bertry.	Au centre.	»	Id.	Murs.	Id.	Humide.
Busigny.	Id.	»	Id.	Id.	Oui.	Sec.
Caudry.	En dehors.	N-E.	Cours d'eau.	Haies vives	Non.	Id.
Caullery.	Au centre.	»	Non.	Arb., haies v.	Id	Id.
Clary.	En dehors,	N-E.	Id.	Haies.	Id.	Id.
Deheries.	Id.	N.	Id.	Haies vives.	Id.	Id.
Elincourt.	Au centre.	»	Id.	Murs.	Id.	Id.

:omposition du sol.	Degré d'élévation relativement aux terrains voisins.	SUPERFICIE. H. A. C.	Population.	Moyenne de la mortalité annuelle.	Observation des prescriptions du décret de prairial an XII.	OBSERVATIONS.
CARNIÈRES.						
lalcaire.	Plus élevé à l'Est, au niveau à l'Ouest.	6 93	912	25	Oui.	
ırgileux.	Au niveau.	12 »	1,760	40	Id.	
ırgilo-calc.	Plus élevé.	7 94	1,129	25	Id.	
ırgileux.	Au niveau.	7 44	701	14	Id.	
Id.	Plus élevé.	11 56	1,378	37	Id.	
Id.	Incliné.	25 12	2,164	61	Id.	
Id.	Au niveau.	32 36	3,374	100	Id.	
Id.	Id.	18 17	2,056	60	Id.	
Id.	Plus élevé.	15 52	552	11	Id.	
ɨ Id.	Id.	14 15	1,481	56	Id.	
Id.	Id.	7 30	781	17	Id.	
ₐTEAU.						
ırgileux.	Au niveau d'un côté, plus bas de l'autre.	6 35	1,256	26	Oui.	
Id.	Plus élevé.	»	945	14	Id.	
ɨ Id.	Plus élevé au N., plus bas au S.	7 10	720	15	Id.	
ırgilo-calc.	Plus élevé.	78 20	9,212	260	Id.	
ırgileux	Au niveau.	54 70	2,660	55	Id.	
lalcaire.	Plus élevé au N., au niveau au S.	4 25	1,360	30	Non.	Les fosses n'ont pas la profondeur réglemen-
ırgileux.	Plus élevé.	12 21	1,744	40	Oui.	taire et l'insuffisance du terrain doit forcer
ırgil. drainé	Plus élevé à l'O., in- cliné à l'Est.	28 55	1,035	25	Id.	à rouvrir les fosses avant le délai prescrit par le décret de 1812.
ırgileux.	Au niveau.	4 92	881	23	Id.	
Id.	Plus élevé.	20 »	1,262	14	Id.	
Id.	Id.	4 48	451	»	Id.	
lalcaire.	Id.	16 »	2,357	60	Id.	
Terre noire.	Id.	8 »	1,171	»	Non.	
ırgileux.	Incliné vers le S.	11 73	1,551	30	Oui.	
Id.	Plus élevé.	9 14	1,036	18	Id.	
Id.	Id.	61 47	2,806	80	Id.	
Id.	Au niveau.	13 »	2,096	»	Id.	
ₒARY.						
ırgileux.	»	8 »	307	6	Oui.	
ırgilo-calc.	Plus élevé.	13 77	2,850	54	Id.	
ırgileux.	Id.	19 34	3,412	70	Id.	
Id.	Id.	28 20	4,421	96	Id.	
Id.	Id.	5 51	890	11	Id.	
ırgilo-sabl.	Id.	40 30	2,597	65	Id.	
ırgileux.	Au niveau.	14 »	»	ɓ	Id.	
Id.	Plus élevé.	11 65	1,824	28	Id.	

NOMS DES COMMUNES.	Situation du cimetière relativement à la commune.	Orientation de ceux situés en dehors.	Massifs d'arbres ou cours d'eau entre lui et la commune.	Clôture en murs ou en haies.	S'il sert de passage public.	Humidité ou sécheresses du sol.
						SUITE DU CANTO
Esnes.	Au centre.	»	Non.	Haies vives.	Non.	Sec.
Haucourt.	Id.	»	Id.	Murs.	Id.	Id.
Ligny.	En dehors.	»	Cours d'eau.	Haies vives.	Id.	Id
Malincourt.	Au centre.	»	Non.	Murs.	Id.	Id.
Maretz.	En dehors.	N.	Arbres.	Haies vives.	Id.	Id.
Montigny.	Au centre.	»	Non.	Haies, murs.	Id.	Id.
Selvigny.	Id.	»	Id.	Haies vives.	Id.	Id.
Villers-Outréau.	En dehors.	S-O.	Id.	Id.	Id.	Id.
Walincourt.	Au centre.	»	Id.	Haies v. murs.	Id.	Id.
						CANTON D (
Anneux.	Au centre.	»	Non.	Murs, haies v·	Non.	Sec.
Banteux.	Id.	»	Id	Murs.	Id.	Id.
Bantouzelle.	En dehors.	N.	Id.	Haies vives.	Id.	Id.
Boursies.	Au centre.	»	Id.	Murs.	Oui.	Id.
Cantaing.	Id.	»	Id.	Murs, arbres.	Non.	Id.
Crèvecœur.	Id.	»	Id.	Id.	Id.	Id.
Doignies.	Id.	»	Id.	Murs.	Id.	Id.
Flesquières.	En dehors.	S O.	Id.	Haies vives.	Id.	Id.
Gonnelieu.	Id.	»	Id.	Id.	Id.	Id.
Gouzeaucourt.	Oui.	»	Id.	Haies v., arb.	Id.	Id.
Honnecourt.	En dehors.	N-E.	Id.	Murs.	Id.	Id.
Lesdain.	Au centre.	»	Id.	Id.	Id.	Id.
Marcoing.	En dehors.	O.	Id.	Haies vives.	Id.	Id.
Masnières.	Id.	N.	Id.	Murs.	Id.	Id.
Mœuvres.	Id.	N.	Id.	Haies vives.	Id.	Id.
Noyelles.	Id.	O.	Arbres.	Haies v., arbr.	Id.	Id.
Ribécourt.	Au centre.	»	Non.	Murs. haies.	Id.	Id.
Rumilly.	A l'extrém.	S E.	Id.	Haies vives.	Id.	Id.
Villers-Guislain.	Au centre.	»	Id.	Murs.	Id.	Assez sec.
Villers-Plouich.	En dehors	S.	Id.	Murs, haies.	Id.	Sec.
						CANTON D G
Beaurain.	En dehors.	»	Non.	Murs.	Non.	Sec.
Bermerain.	Au centre.	»	Id.	Id.	Id.	Id.
Briastre.	Id., doit être transféré au N.			Id.	Id.	Id.
Capelle.	Au centre.	»	Non	Id.	Id.	Id.
Escarmain.	Id., doit être transféré.			Id.	Oui	Humide
Haussy.	En dehors.	»	Non.	Id.	Non.	Sec.
Saint-Martin.	Id.	S.	Id.	Murs, haies.	Id.	Id.
Montrécourt.	Au centre.	»	Id.	Murs.	Id.	Id.
Saint-Python.	En dehors.	N.	Id.	Haies vives.	Id.	Id.
Romeries.	Id.	O.	Arbr. c. d'eau	Id.	Id.	Id.
Saulzoir.	Id.	N-E.	Non.	Id	Id.	Très-sec.
Solesmes.	Id.	N-E.	Id.	Murs, Haies.	Id.	Sec.

Composition du sol.	Degré d'élévation relativement aux terrains voisins.	SUPERFICIE.			Population.	Moyenne de la mortalité annuelle.	Observation des prescriptions du décret de prairial an XII.	OBSERVATIONS.
		H.	A.	C.				
CLARY.								
lcaire.	Plus élevé.	29	40		1,602	45	Oui.	
rgileux.	Au niveau.	4	80		656	15	Id.	
Id.	»	34	»		1,991	32	Id.	
Id	Plus élevé.	6	07		975	24	Id.	
Id.	Id.	18	30		3,138	66	Id.	
arneux.	Au niveau.	5	65		1,146	22	Id.	
rgileux.	Plus élevé.	10	47		790	20	Id.	
Id.	Id.	31	35		2,856	68	Id.	
Id.	Id.	17	96		2,411	34	Id.	
RCOING.								
lcaire.	Plus élevé.	9	68		539	12	Oui.	
rgileux.	Id.	16	80		880	14	Id.	
rgil.et calc.	Plus bas.	8	86		1,072	15	Id.	
lcaire.	Plus élevé.	6	»		794	14	Id.	
rgileux.	Id.	14	17		650	18	Id.	
lcaire.	Id.	23	57		2,328	45	Id.	
rgil.et calc.	Id.	13	47		869	13	Id.	
rgileux.	Au niveau.	12	»		737	17	Id.	
Id.	Id.	13	70		1,008	20	Id.	
rgilo-calc.	Plus élevé d'un côté.	24	»		2,550	55	Id.	
rgileux.	»	20	»		1,484	30	Id.	
Id.	Plus élevé.	11	66		1,071	33	Id.	
lcaire.	Id.	13	17		1,811	14	Id.	
Id.	Id.	11	73		1,766	39	Id.	
rgileux.	Au niveau.	17	»		880	29	Id.	
Id.	Plus élevé.	12	27		651	20	Id.	
Id.	Au niveau.	8	63		682	14	Id.	
Id.	Id.	17	92		1,890	70	Id.	
Id.	Plus élevé.	17	»		2,036	45	Id.	
Id.	Plus élevé d'un côté.	14	»		942	15	Id.	
SOLESMES.								
rgileux.	Plus élevé.	8	65		454	10	Oui.	
lcaire.	Id.	11	17		1,281	27	Id.	D'après la décla-
rgileux.	Id.	30	»		958	14	Id.	ration de la com-
Id.	Id.	7	02		374	8	Id.	mission d'hygiène
Id.	Id.	7	»		1,200	30	Id.	le cimetière est in-
Id.	Id.	25	»		3,172	90	Id.	suffisant.
Id.	Id.	7	»		700	15	Id.	
Id.	Id.	2	00		324	6	Id.	
Id.	Id.	27	50		1,871	43	Id.	
Id.	Id.	16	25		957	24	Id.	Insuffisant.
Id.	Au niveau.	19	80		2,422	50	Id.	
Id.	Id.	60	»		5,350	130	Id.	

NOMS DES COMMUNES.	Situation du cimetière relativement à la commune.	Orientation de ceux situés en dehors.	Massifs d'arbres ou cours d'eau entre lui et la commune.	Clôture en murs ou en haies.	S'il sert de passage public.	Humidité ou sécheresse du sol.

NOMS DES COMMUNES.	Situation	Orient.	Massifs	Clôture	Passage	Humidité
Sommaing.	En dehors,	N.	Non.	Murs.	Non.	Sec.
Saint-Vaast.	Id.	»	Arbres·	Haies vives.	Id	Assez sec..
Vendegies.	Au centre.	»	Non.	Murs.	Id.	Sec.
Vertain.	En dehors.	O.	Massif d'arbr.	Haies vives.	Id.	Id.
Viesly.	Id.	E.	Non.	Id.	Id.	Id.

NOMS DES COMMUNES.	Situation	Orient.	Massifs	Clôture	Passage	Humidité
Cappelle.				Il n'y a point de cimetière; le**		
Coudekerque-Br.	Au centre.	»	Non.	Arbr., haies v.	Oui.	Sec.
Grande-Synthe.	Id.	»	Id.	Arbres et haies	Non.	Id.
Leffrinckhoucke.	En dehors.	N.	Id.	Id.	Id.	Id.
Mardick.	Id.	S.	Fossé profond	Arb., haies v.	Id.	Id.
Petite-Synthe.	Id	S.	Cours d'eau.	Arbres.	Id.	Id.
Rosendaël.	Id.	N.	Non.	Arbres, haies.	Id.	Id.
Teteghem.	Au centre.	»	»	Id.	Id.	Id.
Uxem.	Id,	»	Non.	Haies.	Id.	Id.
Zuydcoote·	En dehors.	»	Cours d'eau.	Haies vives.	Id.	Humide

NOMS DES COMMUNES.	Situation	Orient.	Massifs	Clôture	Passage	Humidité
Bambecque.	Au centre.	»	Non.	Arb., haies v.	Non.	Sec.
Ghyvelde·	Id.	»	Id.	Murs d'un côté	Id.	Id.
Hondschoote.	En dehors.	N-E.	Id.	Murs et arbres	Id.	Id.
Killem-	Au centre.	»	Id.	Arbres, haies.	Id.	Humide.
Moëres.	Id.	»	Cours d'eau.	Haies.	Id.	Sec.
Oost-Cappel.	Id.	»	Non.	Arbres, haies.	Id.	Id.
Rexpoëde·	Id.	»	»	Arbres.	Id.	Id.
Warhem.	En dehors.	O.	Massif d'arbr.	Haies vives.	Id.	Sol humide

NOMS DES COMMUNES.	Situation	Orient.	Massifs	Clôture	Passage	Humidité
Armsbouts-Cappel·	Au centre.	»	Non.	Arbres.	Oui.	Sec.
Bergues.	En dehors.	N-O.	Arbres, canal, fortifications	Arbres, haies.	Non	Humide.
Bissezeele.	Au centre.	»	Arbres.	Haies vives.	Id.	Sec.
Bierne.	Id.	»	Massif d'arbr.	Haies.	Id.	Id.
Crochte.	Id.	»	»	Arbres.	Oui.	Id.
Eringhem·	Id.	»	Non.	Arbres, haies.	Id.	Humide.
Hoymille.				Point de cimetière, on enterr**		
Socx.	Id.	»	Id.	Arbres.	Non.	Humide.

nposition Ilu sol.	Degré d'élévation relativement aux terrains voisins.	SUPERFICIE. H. A. C.			Population.	Moyenne de la mortalité annuelle.	Observation des prescriptions du décret de prairial an XII.	OBSERVATIONS.
SOLESMES.								
caire.	Plus élevé.		7	24	597	18	Oui.	
zileux.	Au niveau.		18	»	1,653	55	Id.	
d.	Plus élevé.		4	78	1,325	35	Id.	Insuffisant.
d.	Id.		16	25	1,268	30	Id.	
d.	Id.		17	73	2,977	75	Id.	
Dunkerque.								
NKERQUE.								
humations se font à Armsbouts-Cappel								
blonneux.	Plus élevé.		45	»	500	18	Oui.	
Id.	Id.		40	»	1,170	35	Id.	
zileux.	Id.		18	»	294	10	Id.	
blonneux.	Id.		23	96	448	16	Id.	
gileux	Id.		44	04	2,290	75	Id.	
blonneux.	Au niveau.	1	60	»	2,140	80	Id.	
rre brune	Plus élevé.		40	»	1,240	58	Id.	
blonneux.	Id.		54	»	441	24	Id.	
gileux.	Au niveau.		»		303	»	»	
NDSCHOOTE.								
gileux.	Plus élevé.		43	»	1,050	28	Oui.	
blonneux.	Id.		74	»	1,944	80	Id.	
gileux.	Au niveau.		83	40	3,757	118	Id.	
Id.	Id.		92	50	1,154	36	Id.	
blonneux.	Plus élevé.		30	»	873	30	Id.	
gileux.	Au niveau.		41	60	479	12	Id.	
»	Plus élevé.		73	30	1,883	48	Id.	
gil. au N. ic. au S.	Au niveau.		71	35	2,454	80	»	En temps de pluies pro- longées il est impossible de donner aux fosses la profond. réglementaire.
RGUES.								
blonneux	Plus élevé.	1	58	65	922	29	Oui.	
gileux.	Un peu plus bas.		78	12	6,022	190	Id.	L'eau pénètre dans la plupart des fosses ayant 1 m. 50 de profondeur.
Id	Plus élevé.		42	40	421	12	Id.	
Id.	Id.		42	»	492	13	Id.	
Id.	Id.		50	»	769	18	Id.	
Id.	Id.		41	50	726	22	Id.	
Is celui de Bergues.					505	16	»	Cette commune est assez importante pour exiger un cimetière sé- paré.
gileux.	Plus élevé.		44	33	728	21	Oui.	

NOMS DES COMMUNES.	Situation du cimetière relativement à la commune.	Orientation de ceux situés en dehors.	Massifs d'arbres ou cours d'eau entre lui et la commune.	Clôture en murs ou en haies.	S'il sert de passage public.	Humidité ou sécheresse du sol.
						SUITE DU CANTON
Steene.	Au centre.	»	Non.	Haies vives.	Non.	Sec.
Pitgam.	Id.	»	Id.	Id.	Oui.	Humide.
Quaëdypre.	Id.	»	Id.	Arbres, haies.	Id.	Id.
Wylder.	Id.	»	»	Id.	Non.	Sec.
Weest-Cappel.	Id.	»	Non.	Id	Oui	Id
						CANTON D
Craywick.	Au centre.	»	»	Arbres, baies.	Non.	Sec.
Saint-Georges.	Id.	»	Arbres.	Haies.	Id.	Id.
Gravelines.	En dehors.	N.	Fossés, arbres	Arbres, haies.	Id.	Id.
Loon.	Id.	»	Arbres.	Haies vives.	Id	Id.
						CANTON D
Bourbourg.	En dehors.	S.-O.	»	Arbres, haies.	Non.	Sec et hum.
Brouckerque.	Id.	N.-E.	»	Arb., haies, m	Id.	Sec.
Cappelle-Brouck.	Au centre.	»	»	Haies, arbres.	Id.	Humide.
Drincham.	Id.	»	Non.	Arbres.	Oui.	Sec.
Ledringhim.	Id.	»	Id.	Haies.	Id.	Id.
Looberghe	Id.	»	Id.	Arbres, haies.	Non.	Humide.
St Pierre-Brouck.	Id.	»	Id.	Id.	Id.	Sec.
Spycker.	Id.	»	Id.	Id.	Id.	Sec au noro... hum. au S...
						CANTON D
Esquelbecq.	En dehors.	»	Non.	Haies vives.	Non.	Sec.
Herzeele	Au centre.	»	Id.	Arbres, haies.	Id.	Id.
Wormhoudt.	En dehors.	N.	Id.	Haies vives.	Id.	Id.
Zeggers-Cappel.	Au centre.	»	»	Id.	Id.	Id.
						CANTON D
Bollezeele.	Au centre.	»	Non.	Non.	Non.	Sec.
Broxeele.	Id.	»	»	Arbres, haies.	Id.	Id.
Holque.	Id.	»	Cours d'eau.	Arb., haies v.	Id.	Id.
Lederzeele et Nieurlet.	Id.	»	Non.	Haies.	Id.	Humide.
Merckeghem.	Id.	»	Id.	Arbres.	Id.	Id.
Millam.	En dehors	»	Id.	Arbres, haies.	Oui.	Sec.
Saint-Momelin.	Id.	N.	Arbres.	Haies.	Non.	Humide.
Watten.	Id.	E.	Non.	Id.	Id.	Sec.
Wulverdinghe.	Au centre.	»	»	Haies vives.	Oui.	Id.
Volkerinckhove.	Id.	»	Arbres.	Haies, arbres.	Non.	Id.

mposition du sol.	Degré d'élévation relativement aux terrains voisins.	SUPERFICIE			Population.	Moyenne de la mortalité annuelle.	Observation des prescription- du décret de prairial an XII.	OBSERVATIONS.
		H.	A.	C.				
BERGUES.								
gileux.	Au niveau.		55	80	946	30	Oui.	
Id.	Id.		45	70	1,628	55	Id.	
Id.	Id.		65	»	1,702	45	Id.	
peu argil.	Plus élevé.		46	»	320	4	Id.	
»	Id.		54	»	774	20	Id.	
AVELINES								
gileux.	Plus élevé.		40	»	380	5	Oui.	
blonneux	Id.		55	»	320	5	Id.	
Id.	Id.	1	49	73	5,819	150	Id.	
Id.	Id.	1	25	»	2,060	60	Id.	
URBOURG.								
blonneux.	Plus élevé, plus bas.		69	92	4,987	145	Oui.	
rgileux.	»		55	»	953	28	Id.	
Id.	Au niveau.	1	»	»	1,200	45	Id.	
alcaire.	Plus élevé.		40	»	304	7	Id.	
rgileux.	Au niveau.		48	»	650	18	Id.	
Id.	Un peu plus élevé.		46	»	1,534	60	Id.	
Id.	Plus élevé.		25	»	551	12	Id.	
blonneux	Un peu plus élevé.		79	»	660	22	Id.	
ORMHOUDT.								
rgileux.	Plus élevé.		42	99	1,949	60	Oui.	
Id.	Id.		31	80	1,712	50	Id.	
Id.	Un peu plus élevé.		74	76	3,806	105	Id.	
alcaire.	Plus élevé.		56	»	1,739	52	Id.	
ATTEN.								
rgileux.	Plus élevé.		15	90	1,718	50	Oui	
Id.	Id.		24	83	335	8	Id.	
Id.	Id.		27	»	513	15	Id.	
Id.	Au niveau.		59	75	1,524	37	Id.	
Id.	Plus élevé.		18	52	806	20	Id.	
Id.	»		66	»	900	30	Id.	
laise.	Plus élevé.		6	46	»	8	Id.	
rgileux.	Id.		33	90	1,260	45	Id.	
Id.	Id.		34	78	382	15	Id.	
Id.	Au niveau.		44	86	896	25	Id.	L'école communale est située sur le terrain du cimetière.

NOMS DES COMMUNES.	Situation du cimetière relativement à la comm.	Orientation de ceux situés en dehors.	Massifs d'arbres ou cours d'eau entre lui et la commune.	Clôture en murs ou en haies.	S'il sert de passage public.	Humidité ou sécheresse du sol.

CANTON D...

NOMS DES COMMUNES.	Situation	Orient.	Massifs	Clôture	Passage	Humidité
Arnéke.	Au centre.	»	Non.	Arbres, haies.	Non.	Hum. N., sec...
Buysscheure.	Id.	»	Id	Haies vives.	Id.	Sec.
Bavinchove.	Id.	»	Id.	Arbres, haies.	Id.	Id.
Cassel.	En dehors.	O.	Id.	Id.	Id.	Un peu hum...
Hardifort.	Au centre.	»	Id.	Haies v., arb.	Id.	Humide.
Ste-Marie-Cappel.	Id.	»	Id.	Arbres, haies.	Id.	Sec.
Noordpeene.	En dehors.	E.	Id.	Id.	Id.	Humide.
Ochtezeele.	Au centre.	»	Cours d'eau à 10 m. ouest.	Arb., haies v.	Id.	Sec.
Oxelaëre.	En dehors.	E.	Non.	Id	Id.	Id.
Rubrouck.	Au centre.	»	Id.	Haies vives.	Id.	Humide.
Wemaers-Cappel.	Id.	»	Id.	Arbres.	Id.	Sec.
Zermezeele.	Id.	»	Id.	Arbres, haies.	Id.	Id.
Zuytpeene.	Id.	»	Id.	Id.	Id.	Humide.

CANTON D...

Boeschêpe.	Au centre.	»	Non.	Haies vives.	Non.	Humide.
Eecke.	Id.	»	Id.	Arbres, haies.	Id.	Sec.
Godewaersvelde.	Id.	»	Cours d'eau à 5 m.	Haies.	Id.	Humide.
Houtkerque.	En dehors.	E.	Cours d'eau.	Haies, arbres.	Id.	Sec.
Oudezeele.	Au centre.	»	Arbres.	Arbres.	Id.	Id.
St-Sylvestre-Cappel	Id.	»	Non.	Haies vives.	Id.	Humide.
Terdeghem.	Id.	»	Arbr. c. d'eau	Haies.	Oui d'un côté.	Sec.
Steenvoorde.	En dehors.	E.	Non.	Haies, arbres.	Non.	Humide
Winnezeele.	Au centre.	»	Id.	Arbres.	Id.	Id.

CANTON D...

Bailleul.	En dehors.	E.	Non.	Haies.	Non.	Un peu hum...
Nieppe.	Id.	N.	Id.	Id.	Id.	Sec.
Saint-Jans-Cappel.	Au centre.	»	Id.	Haies, arbres,	Id.	Id.
Steenwerck.	En dehors.	O.	Arbres.	Haies.	Id.	Id.
Berthen.	Id.	N-O.	Non.	Haies vives.	Id.	Humide.
Flêtre.	Au centre.	»	Id.	Arbres, haies.	Id.	Sec.
Merris.	Id.	»	Id.	Id.	Id.	Id.
Méteren.	Id.	»	Id.	Haies vives.	Id.	Id.
Vieux-Berquin.	Id.	»	Id.	Murs, haies.	Oui	Assez hum...

CANTON D...

Estaires.	En dehors.	»	Non.	Haies vives.	Non.	Sec.
Haverskerque.	Au centre.	»	Id.	Arb., m., haies v.	Id	Id.
La Gorgue.	En dehors.	E.	Id.	Arb., haies, m	Id.	Humide.
Merville.	Id.	N.	Cours d'eau.	Haies vives.	Id.	Sec.
Neuf-Berquin.	Id.	S.	Arbres.	Haies v., arbr.	Id.	Humide.

mposition du sol.	Degré d'élévation relativement aux terrains voisins.	SUPERFICIE. H.	A.	C.	Population.	Moyenne de la mortalité annuelle.	Observation des prescriptions du décret de prairial an XII.	OBSERVATIONS.
SSEL.								
»	Au niveau.	1	4	02	1,425	35	Oui.	
rgileux.	Plus élevé.	30	»		821	20	Id.	
Id.	Au niveau.	3	»		885	21	Id.	
Id.	Plus bas que la route imp	92	»		4,260	125	Id.	
lcaire.	Plus élevé.	30	»		529	12	Id.	
rgilo-sabl.	Pl. bas N, pl. élevé S	35	»		777	18	Id.	
rgileux.	Au niveau.	30	20		1,435	33	Id.	
Id	Plus élevé.	35	»		467	12	Id.	
Id.	Un peu moins élevé N	10	»		507	18	Id.	
Id.	Au niveau.	70	52		1,396	45	Id.	
Id.	Plus élevé.	25	»		476	10	Id.	
Id.	Id.	16	33		385	8	Id.	
Id.	Au niveau.	85	30		803	24	Id.	
EENVOODE.								
rgileux.	Au niveau.	44	29		2,011	65	Oui.	
Id	Id.	30	62		1,116	38	Id.	
Id.	Id.	28	49		1,670	50	Id.	
Id.	Plus élevé.	30	12		1,274	39	Id.	
Id.	Id.	45	99		985	30	Id.	
Id.	Id.	18	»		1,010	35	Id.	
Id.	Id	17	15		592	14	Id.	
»	Id.	54	»		3,959	125	Id.	
rgileux.	Au niveau.	59	26		1,426	35	Id.	
ILLEUL.								
rgileux.	Au niveau.	1	99	86	10,102	424	Oui.	
Id.	Plus élevé.	53	20		4,060	93	Id.	
Id.	Id.	22	32		1,089	34	Id.	
rès-argil.	Id.	39	37		4,786	148	Id.	
rgileux.	Au niveau.	11	46		583	23	Id.	
Id.	Plus élevé.	15	40		1,078	35	Id.	
Id	Id.	14	58		1,149	35	Id.	
Id.	Id.	33	25		2,623	75	Id.	
Id.	Au niveau.	36	10		3,267	100	Id.	Situé autour de l'église, il est insuffisant a la nombreuse population de cette commune. La commission d'hygiène en a demandé la suppression il y a dix ans.
RVILLE.								
rgileux.	Plus élevé.	1	23	»	7,012	198	Oui.	
Id.	Au niveau.	46	»		1,594	27	Id.	
Id.	Un peu plus élevé.	52	»		3,293	87	Id.	
Id.	Au niveau.	1	10	»	6,502	175	Id.	
Id.	Un peu plus élevé.	26	60		1,393	35	Id.	

NOMS DES COMMUNES.	Situation du cimetière relativement à la commune.	Orientation de ceux situés en dehors.	Massifs d'arbres ou cours d'eau entre lui et la commune.	Clôture en murs ou en haies.	S'il sert de passage public.	Humidité ou sécheresse du sol.
						CANTO
Beaucamps.	Au centre.	»	Arbr., haies v.	Arb., haies v.	Non.	»
Emmerin.	Id.	»	Non.	Murs, haies.	Id.	Sec.
Englos.	A l'extrém.	»	Id.	Arbres, haies.	Id.	Id.
Ennetières-en-W.	Au centre.	»	Id.	Arb.. haies v.	Id.	Id.
Erquinghem.	Id.	»	Id.	Haies.	Id.	Id.
Escobecques.	Id.	»	Id.	Arbres, haies.	Id.	Id.
Hallennes-l.-Haub.	Id.	»	Id.	Murs et arbres	Oui.	Id.
Haubourdin.	Vers l'extrém.	»	Id.	Arbres, haies.	Non.	Id.
Ligny.	Au centre.	»	Arbres.	Id.	Id.	Id.
Lomme.	En dehors.	N.	Id.	Id.	Id.	Id.
Loos.	Au centre.	»	Non.	Murs et grille.	Id.	Humide.
Maisnil (Le)	Id.	»	Id.	Arbres, haies.	Oui.	Sec.
Radinghem	Id.	»	Id.	Id.	Id.	Id.
Santes.	Id.	»	Id.	Arbres, murs.	Non.	Id.
Sequedin.	Id.	»	Id.	Non.	Id	Id.
Wavrin.	Id.	»	Id.	Murs.	Id.	Id.
						CANTON D
Annœullin.	Contigu.	S.	Non	Murs.	Non.	Sec.
Bauvin.	Au centre.	»	Arbres.	Id.	Id.	Id.
Camphin.	Id.	»	Non.	Id.	Id.	Id.
Carnin.	Id.	»	Id.	Arbres, murs.	Id.	Id.
Chemy.	En dehors.	O.	Id.	Arbres. haies.	Id.	Id.
Gondecourt.	Au centre.	»	»	Arbres, murs.	Oui.	Id.
Herrin.	En dehors,	S.	Non.	Haies vives	Non.	Id.
Houplin (1).	Id.	S.	Id.	Arbres, murs.	Id.	Id.
Lesquin.	Au centre.	»	Id.	Murs.	Id.	Id.
Noyelles.	En dehors	O.	Id.	Id.	Id.	Id.
Provin.	Au centre.	»	Id.	Id.	Id.	Id.
Seclin.	En dehors.	N.	Id.	Murs, arbres.	Id.	Id.
Templemars.	Au centre.	»	Id.	Murs.	Id.	Id
Wattignies.	Id.	»	Id.	Id.	Id.	Id.
						CANTON DE
Aubers.	Au centre.	»	Arb., cours d'eau.	Haies, arbres.	Non.	Sec.
La Bassée.	En dehors.	N.	Id.	Haies vives.	Id.	Id.
Fournes.	Au centre.	»	Non.	Id,	Oui.	Id.
Fromelles.	Id.	»	Haies vives et quelq. arbr.	Haies vives et quelq. arbr.	Non.	Très-sec.
Hantay.	En dehors,	O.	Non.	Arbres, murs.	Id.	Sec.
Illies.	Au centre.	»	Id.	Id.	Id.	Id.
Marquillies.	A l'extrém.	»	Id.	Arb., haies v.	Id.	Id.
Sainghin-en-Wep.	Au centre	»	Id.	Murs.	Id.	Humide.
Salomé.	Id.	»	Id.	Murs, haies v.	Id.	Sec.
Wicres.	Id.	»	Id.	Arbr., haies v.	Id.	Id.

composition du sol.	Degré d'élévation relativement aux terrains voisins.	SUPERFICIE. H. A. C.		Population.	Moyenne de la mortalité annuelle.	Observation des prescriptions du décret de prairial an XII.	OBSERVATIONS.

HAUBOURDIN.

rgileux.	Un peu plus élevé.	35	»	804	15 à 20	Oui.	
Id.	Plus élevé.	21	50	1,688	36	Id.	
Id.	Id.	12	04	386	10	Id.	
Id.	Au niveau.	37	80	1,635	40	Id.	
Id.	Plus élevé.	17	»	233	4	Id.	
Id.	Id.	14	»	272	7	Id.	
Id.	Un peu plus élevé.	14	»	683	20	Id.	
Id.	Plus élevé.	31	20	3,592	82	Id.	
Id.	Au niveau.	..»	»	132	2	Id.	
Id.	Au niveau et drainé.	39	20	2,952	85	Id.	
Id.	Au niveau.	36	07	3,233	75	Id.	
alcaire.	Un peu plus élevé.	17	»	518	14	Id.	
rgileux.	Plus élevé.	35	»	1,170	30	Id.	
Id.	Au niveau.	»	»	1,696	52	Id.	
Id.	Id.	8	»	640	24	Id.	
Id.	Id.	23	80	3,106	75	Id.	

ECLIN.

rgileux.	Plus élevé.	29	10	3,883	105	Oui.	(1) Ce cimetière est insuffisant, il est longé par l'école communale dont le puis offre des eaux corrompues par les filtrations de matières putréfiées
Id.	Id.	16	90	1,731	55	Id.	
alcaire.	Id.	19	»	918	19	Id	
rgileux.	Un peu plus élevé	13	50	403	8	Id.	
alc. et argil.	Plus élevé.	13	30	385	9	Id.	
rgileux.	Id.	24	47	1,806	45	Id.	
Id.	»	»	»	486	10	Id.	
Id.	Au niveau.	8	»	1,436	35	Id.	
Id.	Plus élevé.	7	92	1,776	39	Id.	Insuffisant.
Id.	Au niveau.	8	86	353	10	Id.	
Id.	Plus élevé.	14	03	1,397	40	Id.	
alcaire.	Au niveau.	35	55	3,978	110	Id.	
Id.	Plus élevé.	13	63	866	30	Id.	
Id.	Id.	21	90	2,233	58	Id.	4 ares sont en chemin, les fosses sont trop souvent renouvelées.

A BASSÉE.

rgileux.	Plus élevé.	25	»	1,840	45	Oui.	
Id.	Id.	71	»	2,958	77	Id.	
Id.	Id.	12	»	1,453	34	Id.	
Id.	Id.	52	»	1,328	40	Id.	
Id.	Un peu plus élevé.	8	»	465	10	Id.	
Id.	Au niveau.	30	»	1,540	26	Id.	
rgilo-calc.	»	34	70	1,129	30	Id.	
rgileux.	Au niveau.	16	»	2,263	40	Id.	
Id.	Plus élevé.	14	63	1,035	26	Id.	
»	Au niveau.	30	»	243	7	Id.	

NOMS DES COMMUNES.	Situation du cimetière relativement à la commune.	Orientation de ceux situés en dehors.	Massifs d'arbres ou cours d'eau entre lui et la commune.	Clôture en murs ou en haies.	S'il sert de passage public.	Humidité ou sécheresse du sol.
						CANTON D
Annappes.	Au centre	»	Non.	Murs.	Non.	Sec.
Anstaing.	Id.	»	Arbres.	Arbres.	Oui.	Id.
Ascq.	Id.	»	Non.	Murs.	Non.	Id.
Baisieux.	En dehors	N-E.	Ruisseau.	Id.	Id.	Assez sec.
Chereng.	Au centre.	»	Non.	Id.	Id.	Sec.
Flers.	Id.	»	Id.	Id.	Id.	Sec, drainé
Forest.	Id.	»	Id.	Haies vives.	Id.	Sec.
Gruson.	Id.	»	Id.	Id.	Id.	Id.
Hem.	Id.	»	Id.	Murs.	Id.	Id.
Lannoy.	Id.	»	Id.	Arbres et murs	Id.	Humide
Leers.	Id.	»	Id.	Murs.	Id.	Sec.
Lys–lez–Lannoy.	Id.	»	Id.	Arbres, murs.	Id.	Humide.
Sailly.	Id.	»	Id.	Murs.	Id.	Sec.
Toufflers.	Id.	»	Id.	Murs, haies.	Id.	Humide.
Tressin.	Id.	»	Id.	Arb et haies v.	Id.	Sec.
Willems.	Id.	»	Id.	Murs	Id.	Id.
						CANTON D
Comines.	En dehors.	E.	Non.	Murs, haies v.	Non.	Hum. et sec.
Deûlémont.	Au centre.	»	Id.	Murs.	Oui.	Sec.
Lomprez.	Id.	»	Id	Arbres et haies	Id.	Id.
Pérenchies	Id,	»	Cotoyé par le chem. de fer.	Arb., haies v.	Non.	Id.
Quesnoy-sur-Deûle	En dehors.	N-E.	Non.	Murs p\^r partie	Id.	Humide.
Warnêton-Bas				Point de cimetière, les inhumations		
Warnêton-Sud.				Idem		idem
Verlinghem.	Au centre.	»	Cours d'eau.	Haies v., arbr.	Non	Humide.
Wervick	En dehors.	N-O.	Non.	Haies vives.	Id.	Assez sec.
						CANTON
Armentières.	En dehors	N-E.	Cours d'eau.	Murs, arbr., haies.	Non.	Sol humide.
Bois-Grenier.	Id.	S-O.	Non.	Haies.	Id.	Sec.
Capinghem.	Id	S-E.	Id.	Haies vives.	Id.	Id.
Chapelle-d'Armen.	Id.	E.	Id.	Id.	Id.	Id.
Erquinghem.	A l'extrém.	N.	Id.	Murs, haies.	Id	Hum. et sec.
Frelinghien.	Au centre.	»	Quelq. arbres	Murs au nord.	Oui.	Sec.
Houplines.	En dehors.	E.	Non.	Arbres, haies.	Non.	Id.
Premesques.	Id.	S-E.	Arbres.	Id.	Id.	Id.
						CANTON DE
Bachy.	En dehors.	N.	Arb., c. d'eau.	Haies vives.	Non.	Sec.
Bourghelles.	Au centre.	»	Non.	Murs, haies.	Id.	Sol humide.
Bouvines.	Id	»	Id.	Haies v., arbr.	Id.	Très-sec.
Camphin-en-Pévèle	Id.	»	Cours d'eau.	Haies vives.	Id.	Sec.

mposition du sol.	Degré d'élévation relativement aux terrains voisins.	SUPERFICIE. H. A. C.			Population.	Moyenne de la mortalité annuelle.	Observation des presc-iptions du décret de prairial an XII.	OBSERVATIONS.
NNOY.								
récageux.	Plus élevé d'un mètre.	31	86		2,118	45	Oui.	
gileux	Plus élevé.	9	»		550	14	Id.	
Id.	Id.	26	»		2,030	50	Id.	
Id.	Au niveau.	12	50		1,997	48	Id.	
Id.	Plus élevé.	10	60		1,429	27	Id.	
Id.	Au niveau.	35	»		2,893	65	Id.	
Id.	Plus élevé.	8	68		804	20	Id.	
lcaire.	Id.	24	»		397	7	Id.	
gileux.	Au niveau.	21	90		2,516	67	Id.	
Id.	Id.	35	46		1,638	51	Id.	
Id.	Un peu plus élevé.	35	46		3,210	65	Id.	
Id.	Plus élevé.	14	50		1,700	46	Id.	
Id.	Id.	36	»		1,026	30	Id.	
Id.	»	16	»		1,100	25	Id.	
Id.	Plus élevé que le sol.	17	40		464	12	Id.	
Id.	Plus élevé.	16	»		2,093	55	Id.	
ESNOY-SUR-DEULE.								
gileux.	Plus élevé.	54	»		5,836	165	Oui.	
Id.	Id.	26	70		2,429	58	Id.	
lcaire.	Id.	12	»		635	20	Id.	
gileux.	Id.	33	50		1,179	35	Id.	
Id.	Au niveau.	48	44		4,446	120	Id.	
t lieu à Deùlémont. idem.								
rgileux.	Légèrem-t plus élevé.	17	98		1,677	42	Id	
Id.	Plus élevé.	26	»		2,608	75	Id.	
ARMENTIÈRES.								
rgileux.	Plus bas E, plus élevé O.	1 61	88		11,900	400	Oui.	
Id.	Au niveau.	17	72		1,194	39	Id.	
tblonneux.	Id.	22	»		287	7	Id.	
gileux.	Plus élevé.	16	14		2,531	75	Id.	
Id.	Au niveau.	33	60		1,818	50	Id.	
Id.	Plus élevé.	18	50		2,149	55	Id.	
Id.	Plus élevé à l'Ouest.	20	»		2,596	60	Id.	
Id.	Plus élevé.	25	»		1,073	30	Id.	
SOING.								
rgileux.	Plus élevé.	26	10		910	30	Oui.	
Id.	Id.	8	»		1,200	27	Id.	
alcaire.	Id.	24	70		579	13	Id.	
rgileux.	Au niveau.	18	»		1,408	32	Id.	

NOMS DES COMMUNES.	Situation du cimetière relativement à la commune.	Orientation de cour situés en dehors.	Massifs d'arbres ou cours d'eau entre lui et la commune.	Clôture en murs ou en haies.	S'il sert de passage public.	Humidité ou sécheresse du sol.
						SUITE DU CANTO
Capelle.	Au centre.	»	Cours d'eau.	Arb., haies v.	Non.	Sec.
Cobrieux.	En dehors.	S-O.	Non.	Murs, haies, arbr	Oui.	Id.
Cysoing.	Id.	E.	Id.	Haies v., arbr.	Non	Id.
Genech.	Au centre.	»	Id.	Murs.	Oui.	Id.
Louvil.	Id.	»	Id.	Arbr., haies v.	Non.	Id.
Mouchin.	En dehors.	N-O.	Id.	Murs et haies.	Id.	Id.
Péronne.	Au centre.	»	Id.	Murs.	Id.	Id.
Sainghin-en-Mél.	Id.	»	Id.	Murs, arbres.	Id.	Humide
Templeuve.	En dehors.	N-O	Id.	Arbr., haies v.	Id.	Id.
Vendeville.	Pas de cimetière.			»	»	»
Wannehain.	Au centre.	»	Non.	Haies vives.	Id.	Sec.
						CANTON D
Attiches.	En dehors	S-O.	Arbres.	Arbres, haies.	Non.	Humide.
Avelin.	Au centre.	»	Non.	Murs.	Id.	Sec.
Bersée.	Id.	»	Id.	Arbres, haies.	Id.	Humide.
Ennevelin.	Id.	»	Id.	Murs	Id.	Id.
Fretin.	Id.	»	Id.	Id.	Id.	Sec.
La Neuville.	Id.	»	Id.	Arbres, haies.	Id.	Humide.
Mérignies.	Id.	»	Id.	Id.	Id.	Sec.
Monchaux.	A l'extrêm.	S-O.	Id.	Id	Id.	Humide.
Mons-en-Pevèle.	En dehors	S-E.	Id.	Id.	Id.	Sec.
Ostricourt.	Au centre.	»	Id.	Murs.	Id.	Id.
Phalempin.	Id.	»	Id.	Haies, murs.	Id.	Id.
Pont-à-Marcq.	En dehors.	E.	Id.	Arbres, haies.	Id.	Très-humid
Thumeries.	Au centre.	»	Id.	Id.	Id.	Sec.
Tourmignies.	Id.	»	Id.	Id.	Id.	Id.
Wahagnies.	Id.	»	Id.	Id.	Id.	Id.
						CANTON D
Croix.	Au centre	»	Non.	Murs, haies v	Non.	Sec.
Roubaix.	En dehors.	E.	Id.	Haies vives.	Id.	Drainé, secs
Wasquehal.	Au centre.	»	Id.	Murs, arbres.	Id.	Assez hum.
Wattrelos.	Id.	E.	Id.	Id.	Id.	Id.
						CANTON D
Bousbecques.	Au centre.	»	Non.	Murs, haies v.	Oui.	Humide.
Boudues.	Id.	»	Id.	Id.	Non.	Sec.
Marcq-en-Barœul.	Id.	»	Id.	Murs.	Id.	Humide.
Mouveaux.	En dehors	»	Id.	Haies vives.	Id.	Sec.
Tourcoing.	Id.	N-O.	Id.	Id.	Id.	Hum. drainé
Roncq.	Id.	N.	Id.	Id.	Id.	Humide.
Hallnin.	Id.	S.	Id.	Id.	Id.	Id.
Neuville-eu-Ferr.	Id.	N.	Id.	Id.	Id.	Id.
Linselles.	Id.	N-E.	Id.	Id.	Id.	»

mposition du sol.	Degré d'élévation relativement aux terrains voisins.	SUPERFICIE			Population.	Moyenne de la mortalité annuelle.	Observation des prescriptions du décret de prairial an XII.	OBSERVATIONS.
		H.	A.	C.				
CYSOING.								
gileux.	Plus élevé.	19	»		1,421	35	Oui.	
Id.	Id.	15	50		461	11	Id.	
lcaire.	Au niveau.	53	»		2,993	88	Id.	
gileux.	Plus élevé.	10	»		1,154	30	Id.	
Id.	»	23	40		"	»	Id.	
Id.	Un peu plus élevé	2	»		1,433	33	Id.	
Id.	Plus élevé.	19	55		680	15	Id.	
Id.	Id.	37	30		1,828	38	Id.	
Id.	Plus bas.	»	»		3,114	80	Id.	
»	»	»	»		442	12	»	
lcaire.	Au niveau.	10	»		564	20	Id.	
NT-A-MARCQ.								
gileux.	Au niveau.	21	81		853	22	Oui.	
lcaire.	Plus élevé.	25	22		1,728	40	Id.	
gileux.	Id.	32	»		1,760	42	Id.	
Id.	Id.	31	83		1,601	45	Id.	Ce cimetière est fort mal situé, entouré d'un côté par l'école communale et de l'autre par un cabaret, il est à peine suffisant pour les inhumations, et se trouve dans des conditions contraires aux règlements.
Id.	Au niveau.	14	»		2,011	57	Id.	
Id.	Plus élevé.	7	50		338	9	Id.	
Id.	Id.	31	63		948	22	Id.	
Id.	Id.	15	87		1,030	20	Id.	
blonneux.	Id.	35	44		1,944	50	Id.	
gileux.	Id.	12	42		855	22	Id.	
Id.	Au niveau.	18	»		1,442	35	Id	
Id.	Id.	27	»		830	20	Id.	
blonneux.	Id.	20	»		928	22	Id.	
gileux.	Plus élevé.	12	13		550	12	Id.	
d.	Id.	11	»		806	20	Id.	
UBAIX.								
gilo-sabl	Plus élevé.	19	»		2,593	48	Oui.	
rgileux.	Un peu plus élevé.	4 78	90		49,274	1346	Id.	
Id	Id.	19	10		2,501	62	Id.	
Id.	Plus élevé.	39	20		12,315	400	Id.	Insuffisant.
URCOING.								
rgileux.	Au niveau.	30	»		1,872	45	Oui.	
Id.	Plus élevé.	35	»		3,375	76	Id.	
Id.	Au niveau.	17	»		5,922	160	Id.	
»	Plus élevé.	35	44		2,583	75	Id.	
rgileux.	Au niveau.	4 04	79		33,894	800	Id.	
rgil. drainé	Id.	29	00		4,948	140	Id.	
»	Id.	80	»		10,800	350	Id.	
rgileux.	Un peu plus élevé.	33	»		3,600	85	Id.	
Id.	Au niveau.	44	35		»	»	Id.	

NOMS DES COMMUNES.	Situation du cimetière relativement à la commune.	Orientation de ceux situés en dehors.	Massifs d'arbres ou cours d'eau entre lui et la commune.	Clôture en murs ou en haies.	S'il sert de passage public.	Humidité ou sécheresse du sol.

CANTON

André (St.-).	En dehors,	N	Non.	Arbres, haies.	Non.	Sec.
Esquermes.	Au centre.	»	Id.	Murs, arbres.	Id.	Id.
Faches.	Id.	»	Id.	Haies.	Id.	Id.
Fives.	Id.	»	Id.	Murs, arbres.	Id.	Id.
Hellemmes.	Id.	»	Id.	Murs.	Id.	Très-sec.
Lambersart.	Id.	•	Id.	Haies v., arbr.	Oui.	Humide.
Lezennes.	Id.	»	Id.	Id.	Non.	Sec.
Lille (1).	En dehors,	N.-E.	Fossés, arbres	Haies vives.	Id.	Id.
Madeleine (La).	Id.	N.	Non.	Haies v. murs.	Id.	Assez sec.
Mons-en-Barœul.	Id.	E.	Id.	Haies vives.	Id.	Sec.
Moulins-Lille.	Au centre.	»	Id.	Id.	Id.	Id.
Ronchin.	Id.	»	Id.	Haies, arbres,	Id.	Assez sec.
Thumesnil.	En dehors.	S.-E.	Id.	Haies vives.	Id.	Sec.
Wambrechies.	Id.	N.	Id.	Id.	Id.	Id.
Wazemmes.	Au centre.	»	Id.	Murs, arbres.	Id.	Id.

Abscon.	Au centre.	»	»	Murs.	Non.	Sec.
Anzin.	En dehors.	S.	Non.	Id.	Id.	Humide.
Artres.	Au centre.	»	»	Id.	Id.	Sec.
Aubry.	Id.	»	»	Id.	Id.	Id.
Aulnoy.	Id.	»	Non.	Murs et arbres	Id.	Humide.
Avesnes-le-Sec.	Id.	»	»	Murs	Id.	Sec.
Bellaing.	En dehors.	S.	Arbres.	Murs, arbres.	Id.	Id.
Beuvrages.	Au centre.	»	Non.	Murs, haies.	Id.	Id.
Bouchain.	En dehors.	N-O	Id.	Haies vives.	Id.	Id.
Bousignies.	Voir Brillon.			»	»	»
Brillon.	En dehors.	N.	Non.	Murs.	Id.	Humide.
Bruay.	Au centre.	»	»	Id.	Id.	Id.
Bruille.	Id.	»	Cours d'eau.	Id.	Id.	Sec.
Château-l'Abbaye.	Id.	»	Fossés.	Haies vives.	Id.	Humide.
Condé.	En dehors.	N-E.	Arbr. c. d'eau	Arbres, haies.	Id.	Sec.
Crespin.	Au centre.	•	Non.	Murs.	Id.	Humide.
Curgies.	Id.	•	Id.	Id.	Id.	»
Denain.	En dehors.	N-E.	Id.	Id.	Id.	Sec.
Douchy.	Au centre.	»	Id.	Id.	Id.	Id.
Emerchicourt.	Id.	»	Id.	Id.	Id.	Id.
Escaudain.	Id.	»	Id.	Id.	Id.	Id.
Escaupont.	En dehors.	S-E.	Id.	Id.	Id.	Id.
Estreux.	Au centre.	»	»	Id.	Id.	Id.
Famars.	En dehors	S-E.	Non.	Id.	Id.	Id.
Flines.	Id.	S.	Id.	Id.	Id.	Id.
Fresnes.	Id.	N.	Id.	Id.	Id.	Id.
Hasnon.	Id.	N.	»	Id.	Id.	Id.
Haspres.	Au centre.	»	•	Id.	Id.	Humide.

(1) Un deuxième cimetière pour la ville de Lille vient d'être créé au sud près de la nouvelle

omposition du sol.	Degré d'élévation relativement aux terrains voisins.	SUPERFICIE.			Population.	Moyenne de la mortalité annuelle.	Observation des prescriptions du décret de prairial an XII.	OBSERVATIONS
		H.	A.	C.				
LILLE.								
rgileux.	Au niveau.	10	»		2,120	25		
Id.	Id.	18	»		3,731	90		Doit être fermé dans un bref délai.
Id.	Id.	20	»		2,361	66		
Id.	Plus bas.	19	20		5,076	115		Sa situation au centre de l'agglomération exige son déplacement immédiat.
Id.	Plus élevé.	08	50		1,183	22	(1)	
Id.	Id.	10	»		1,328	41		(1) Idem.
Id.	Au niveau.	20	»		1,311	27		Il existe autour du cimetière des constructions qui ne sont pas à la distance réglementaire.
Id.	Id.	3	06	41	79,641	2456		
Id.	Id.	28	»		2,443	59		
rgil. et calc.	Id.	10	50		1,319	33		Devra être fermé dans un avenir rapproché.
rgileux.	Id.	40	80		7,418	252		
rgilo-calc.	Id.	»	»		1,710	41		
rgileux	Id.	8	»		»	»		
Id.	Id.	12	»		3,822	78		Doit être fermé d'urgence.
Id.	Id.	69	90		1,8086	585		
Valenciennes.								
rgilo-calc.	Au niveau.	8	92		1,608	32	Oui.	
rgileux.	Id.	75	»		6,305	150	Id.	
Id.	Plus élevé.	3	»		969	15	Id.	
Id.	Au niveau.	8	»		1,806	45	Id.	
Id.	Plus bas.	8	»		1,740	45	Id.	
alcaire.	Plus élevé.	17	»		1,728	55	Id.	
rgileux.	Au niveau.	14	55		394	7	Id.	
ablonneux.	Plus élevé.	7	89		1,303	32	Id.	
rgileux.	Id.	22	74		1,501	40	Id.	
»	»	»	»		»	»	»	Annexé à Brillon.
ablonneux.	Id.	15	»		1,584	39	Oui.	
Id.	Id.	19	»		3,060	75	Id.	
Id.	Id.	12	»		900	20	Id.	
rgileux.	Id.	8	»		807	19	Id.	
Id.	Id.	92	»		5,804	97	Id.	
Id.	Au niveau.	18	»		1,500	34	Id.	
Id.	Plus élevé	11	»		1,175	15	Id.	
alcaire.	Id.	65	»		10,254	300	Id.	
rgileux.	Id.	22	»		1,898	60	Id.	
alcaire.	Id.	12	»		191	3	Id.	
alcaire.	Au niveau.	26	»		2,635	52	Id.	
Id.	Plus élevé.	8	»		1,034	20	Id.	
rgileux.	Id.	8	»		566	11	Id.	
Id.	Au niveau	15	»		849	14	Id.	
ablonneux	Plus élevé	30	»		1,907	50	Id.	
rgileux.	Id.	45	»		5,017	120	Id.	
alcaire.	Id.	40	»		4,185	119	Id.	Excepté en temps d'hiver, à cause de l'eau.
Id.	Plus bas.	15	»		3,315	110 à 115	Id.	

rtification.

NOMS DES COMMUNES.	Situation du cimetière relativement à la commune.	Orientation de ceux situés en dehors.	Massifs d'arbres ou cours d'eau entre lui et la commune.	Clôture en murs ou en haies.	S'il sert de passage public.	Humidité ou sécheresse du sol.
Haulchin.	Au centre.	»	»	Murs.	Non.	Sec.
Haveluy.	Id.	»	»	Id.	Id.	Id.
Hélesmes.	Id.	»	Non.	Id.	Id.	»
Hergnies.	En dehors.	N.	Id.	Id.	Id.	Sec.
Hérin.	Au centre.	»	Id.	Id.	Id.	Humide.
Hordain.	Id.	»	Id.	Id.	Id.	Sec.
Lecelles.	Id.	»	Id.	Haies.	Id.	Humide.
Lieu-St.-Amand.	A l'extrêm.	S.	Id.	Murs.	Id.	Sec.
Lourches.	En dehors.	E.	Id.	Haies.	Id.	Sec.
Maing, 1er cimet.	Au centre.	»	Id.	»	»	
D° 2e cimet.	En dehors à 2 k.	N-O.	Id.	Arbres.	Non.	Humide.
Marly.	En dehors.	N.	Id.	Murs.	Id.	Sec.
Marquette.	Au centre.	»	Id.	Id.	Id.	Id.
Mastaing.	En dehors.	N-O.	Id.	Id.	Id.	»
Maulde.	Au centre.	»	Id.	Id.	Id.	»
Millon-Fosse.	Voir celui d'Hasnon.			»	»	
Monchaux.	Au centre.	»	Non.	Murs.	Non.	»
Mortagne.	En dehors.	N.	Id.	Id.	Id.	»
Neuville.	Au centre.	»	Id.	Id.	Id.	»
Nivelles.	Id.	»	Id.	Haies.	Id.	»
Noyelles.	Id.	»	Id.	Murs.	Id.	»
Odomez.	En dehors.	»	Id.	Haies.	Id.	»
Oisy.	Au centre.	»	Id.	Murs et bâtim.	Id.	»
Onnaing.	En dehors.	»	Id.	Murs.	Id.	»
Petite-Forêt.	Voir celui d'Aubry.			»	»	»
Préseau.	En dehors.	S-E.	Non.	Murs.	Non.	»
Prouvy.	Au centre.	»	»	Id.	Id.	Sec.
Quaroube,	Id.	»	Non.	Id.	Id.	»
Quérénaing.	Id.	»	Id.	Id.	Id.	Sec.
Quiévrechain.	Id.	»	Id.	Id.	Id.	Id.
Raismes.	Id.	»	Id.	Arbres, haies.	Id.	Id.
Rœulx.	Id.	»	»	Murs.	Id.	»
Rombies.	En dehors.	O.	»	Id.	Id.	»
Rosult.	Id.	N.	Non	Haies.	Id.	»
Rouvignies.	Voir Prouvy.			»	»	»
Rumegies.	Au centre.	»	»	Murs.	Non.	»
St.-Amand.	En dehors.	E.	Non.	Id.	Id.	»
St.-Aybert.	Au centre.	»	Id.	Id.	Id.	»
St.-Saulve.	En dehors.	E.	Id.	Id.	Id.	»
Sars et Rosières.	Id.	S.	Id.	Id.	Id.	»
Saultain.	Id.	N.	Id.	Id.	Id.	»
Sebourg, 1er cimet.	Au centre.	»	»	Id.	Oui.	»
D° 2e cimet.	Id.	»	»	Haies.	»	»
Thiant.	Id.	»	Non.	Non.	Non.	»
Thivencelles.	Id.	»	Cours d'eau.	Murs.	Id.	»
Thun.	Id.	»	Non.	Murs, Haies.	Id.	Humide.
Trith-Saint-Léger.	Id.	»	Id.	Murs.	Id.	»
»	En dehors.	»	Id.	Haies.	Id.	»
Verchain.	Au centre.	»	»	Murs.	Id.	Sec.
Vicq.	En dehors.	N.	Non.	Id.	Id.	Id.
Vieux-Condé.	Id.	S.	Id.	Murs, arbres.	Id.	»
Wallers.	Au centre.	»	Id.	Murs.	Id.	»
Wasnes-au-Bac.	En dehors.	E.	Id.	Haies.	Id.	»
Wavrechain-s-Den.	Id.	N.	Id.	Id.	Id.	»
Wavrechain-s-Fau.	Au centre.	»	Id.	Id.	Id.	»

Composition du sol.	Degré d'élévation relativement aux terrains voisins.	SUPERFICIE. H. A. C.	Population.	Moyenne de la mortalité annuelle.	Observation des prescriptions du décret de prairial an XII.	OBSERVATIONS.
rgileux.	Plus élevé.	15 »	771	20	Oui.	La distance entre les tombes n'est pas observée.
Id.	»	6 »	830	25	Id.	
alcaire.	»	7 »	»	20 à 30	Id.	
ablonneux.	Au niveau.	24 »	3,255	61	Id.	
rgileux.	Plus élevé.	8 »	1,385	41	Id.	
»	Au niveau.	10 »	1,433	30	Id.	
	»	26 »	2,149	50	Id.	
ablonneux	Plus élevé.	7 »	728	15	Id.	Mais dans l'agglomération.
rgileux.	Au niveau.	25 »	3,252	80	Id.	
»	»	» »	»	»	»	
»	Plus bas.	14 »	1,873	43	Oui.	
rgileux.	Plus élevé.	30 »	1,552	45	Id.	Considéré comme insuffisant et comme insalubre par le médecin des épidémies de l'arrondissement.
»	»	13 »	2,152	49	Id.	
»	»	9 »	819	22	Id.	
»	»	15 »	1,191	26	Id.	
»	»	» »	569	»	»	
alcaire.	»	5 »	496	12	Oui.	
ablonneux.	»	15 »	1,104	25	Id.	
rgileux.	»	11 »	940	22	Id.	
»	»	21 »	»	25	Id.	
alcaire.	»	10 »	681	22	Id.	
ablonneux.	Plus élevé.	10 »	454	28	Id.	
alcaire.	»	5 »	246	6	Id.	
rgileux.	Au niveau.	28 »	3,544	69	Id.	
»	»	» »	683	»	»	
rgileux.	Plus élevé.	8 »	»	30 à 40	Oui.	
iliceux.	»	9 »	861	20	Id.	
rgileux.	»	10 »	2,433	50	Id.	
Id.	Plus élevé.	12 »	»	15	Id.	
Id.	Id.	5 »	988	14	Id.	
ablonneux.	Id.	34 »	4,305	100	Id.	
rgileux.	»	7 »	1,301	32	Id.	
»	»	8 »	560	10	Id.	
»	Au niveau.	21 »	1,340	30	Id.	
»	»	» »	253	4	»	
»	Plus élevé.	20 »	1,600	30 à 40	Oui.	
ablonneux.	»	34 »	10,154	275	Id.	
»	Au niveau.	12 »	330	12	Id.	
alcaire.	Id.	46 »	2,031	50 à 60	Id.	
rgileux.	Plus élevé.	5 »	568	12	Id.	
alcaire.	»	11 »	1,053	25	Id.	
rgileux.	»	13 »	1,773	40	Id.	Au centre du village.
»	»	3 »	»	»	»	Au centre du hameau.
»	»	8 »	1,208	25	Oui.	
rgileux.	»	2 »	555	11	Id.	
»	Au niveau.	7 »	620	22	Id.	
alcaire	Plus élevé.	31 »	1,522	30	Id.	
rgileux.	Au niveau.	20 »	1,749	40	»	
Id.	Plus élevé.	14 »	1,397	31	Oui.	
ablonneux.	»	14 »	906	17	Id.	
iliceux.	»	60 »	5,134	120	Id.	On n'observe pas la distance voulue entre les fosses dans ces deux communes.
Iarneux.	Au niveau.	16 »	3,460	71	»	
rgileux.	Plus élevé.	14 »	833	18	»	
alcaire.	»	9 »	326	»	Oui.	
rgileux.	»	12 »	713	15	Id.	

La situation de l'ensemble des cimetières du département est loin, comme il est facile de le voir, de répondre aux prescriptions de la loi et aux exigences de l'hygiène publique. Il en est plusieurs même qui constituent, pour leur commune, une cause d'insalubrité qu'on ne saurait passer sous silence. Il importe de signaler, à ce point de vue, ceux de Lambersart, Loos, Houplin, Marcq-en-Barœul, Fives, Volkerinkhove, etc., situés à quelques mètres seulement des habitations, condition, on ne peut plus contraire, aux prescriptions de l'article 1er du décret du 23 prairial. La plupart des autres (339 sur 559) sont situés au milieu de l'agglomération, très-souvent aussi autour de l'église. Quant à ceux qui sont situés en dehors, on n'a pas toujours tenu compte, dans le choix de leur emplacement de la direction des vents dominants dans la contrée ; les uns, en effet, sont au sud, d'autres à l'ouest, d'autres enfin au sud-est, alors qu'une simple observation et les résultats de l'expérience indiquaient de les placer au nord ou au nord-est, afin de favoriser la dissémination des odeurs par les vents du sud et de l'ouest qui dominent les autres par leur fréquence dans le courant d'une année.

Cette négligence est portée à tel point dans l'arrondissement de Valenciennes, un des plus considérables du département, et dans celui de Cambrai, que, dans le premier, sur 28 cimetières relégués en dehors de l'agglomération communale, 12 seulement sont situés dans une direction conforme au décret précité, et dans le deuxième, sur 49 on en compte seulement 23.

Une particularité que nous avons aussi observée dans l'examen des divers dossiers qui nous ont été soumis, c'est celle qui a trait au sous sol de certains lieux de repos : dans les uns, on ne peut creuser suffisamment les fosses à cause du niveau de la nappe d'eau souterraine qui, à la suite des pluies d'hiver ou de forts orages, s'élève à quelques centimètres seulement de la surface : tels sont ceux de Château-l'Abbaye, Crespin, Warhem ; dans les autres, la nature et la composition pierreuse du sol ne permettent pas de creuser au-delà de 75 centimètres à un mètre, de sorte que les corps en décomposition y laissent dégager une énorme quantité de gaz qui, après avoir traversé la faible couche de terre qui les recouvre, infectent l'atmosphère ; une pareille situation exige un déplacement immédiat de ces lieux de sépulture et leur translation dans des terrains réunissant toutes les conditions de salubrité désirables.

Nous avons constaté aussi que plusieurs communes, même assez importantes, sont dépourvues de lieu de sépulture et sont forcées d'enterrer leurs morts dans le cimetière d'une commune voisine, située quelquefois à une distance de plusieurs kilomètres ; telles sont Boussignies, Millon-Fosse, Petite-Forêt, Rouvignies, dans l'arrondissement de Valenciennes ; Haut-Lieu, Bermeries, Potelle et Raucourt, dans celui d'Avesnes: Mouchin dans celui de Cambrai ; Warnêton-Bas et Warnêton-Sud dans celui de Lille. L'utilité de la création d'un cimetière pour chaque commune ne saurait cependant être méconnue, et il sera facile à M. le Préfet d'en provoquer la réalisation aussitôt que les municipalités auront les fonds nécessaires à une pareille amélioration.

Dans un grand nombre de communes les cimetières sont dépourvus d'arbres ; cela est d'autant plus à regretter qu'il est bien démontré, comme nous l'avons déjà dit plus haut, que les plantations ont la plus heureuse influence sur leur salubrité, en décomposant les miasmes qui s'en dégagent. D'autres, enfin, faute de clôture, servent de passage aux habitants, pour se rendre soit à leurs travaux, soit à leur demeure ; tels sont ceux de Saint-Hilaire, de Busigny, de Bousies, de Cousolre, de Bettrechies, de Cobrieux, de Genech, de Gondecourt, etc.

Le sol des cimetières est en général sec, mais l'argile domine et c'est là une condition défavorable en ce sens que cet élément est moins énergique que le calcaire et le sable pour hâter la décomposition cadavérique. C'est une situation qu'il faut supporter, car il est très-souvent impossible de choisir un terrain d'une meilleure composition, et c'est pour parer à cet inconvénient qu'il a paru utile à votre Commission de demander à l'autorité administrative de provoquer auprès du pouvoir compétent quelques modifications à l'article 6 du décret de prairial, modifications ayant pour objet de reporter à dix ans au lieu de cinq le délai à observer, pour le renouvellement des fosses dans les cimetières dont le sol présente une composition identique ou analogue à celle que nous venons d'indiquer. Enfin nous signalerons, dans le canton de Maubeuge, plusieurs cimetières dont la superficie n'est nullement en rapport avec la mortalité annuelle ordinaire et avec la population, l'exiguité du terrain ne permet pas d'attendre le délai de cinq ans pour la réouverture des fosses et d'exécuter à la lettre les dispositions du décret du 23 prairial, relativement à l'espace à laisser entr'elles.

En résumé, Messieurs, votre Commission, avant de vous exposer la situation hygiénique des cimetières qui appartiennent plus particulièrement à la juridiction du Conseil central agissant comme Conseil de l'arrondissement de Lille, a l'honneur de vous proposer de signaler à l'attention de M. le Préfet la situation de la plupart des cimetières du département, en priant ce magistrat de mettre un terme à un pareil oubli des prescriptions de la loi, soit en faisant fermer ceux qui sont trop près des habitations ou qui devenus insuffisants ne peuvent être agrandis, soit en veillant à ce que les nouveaux ne soient établis que dans une situation convenable en tous points, sur des terrains appropriés à une pareille destination et dans des conditions qui permettent l'entière exécution des différents articles du décret du 23 prairial an XII.

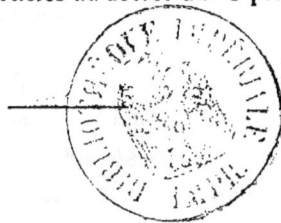

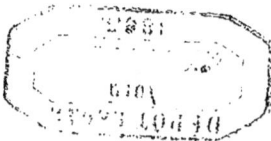

Lille-Imp. L. Danel.